睢明河　魏雅馨　编著

经络穴位
使用图册

海峡出版发行集团 | 福建科学技术出版社
THE STRAITS PUBLISHING & DISTRIBUTING GROUP | FUJIAN SCIENCE & TECHNOLOGY PUBLISHING HOUSE

图书在版编目（CIP）数据

国家标准穴位挂图：男性真人修订版 / 睢明河，
魏雅馨编著. —修订本. —福州：福建科学技术出版社，
2022.10
ISBN 978-7-5335-6834-4

Ⅰ.①国… Ⅱ.①睢… ②魏… Ⅲ.①穴位-图集
Ⅳ.①R224.4

中国版本图书馆CIP数据核字（2022）第179928号

书　　名	国家标准穴位挂图（男性真人修订版）
编　　著	睢明河　魏雅馨
出版发行	福建科学技术出版社
社　　址	福州市东水路76号（邮编350001）
网　　址	www.fjstp.com
经　　销	福建新华发行（集团）有限责任公司
印　　刷	福州德安彩色印刷有限公司
开　　本	挂图635mm×965mm　1/1　说明书889mm×1194mm　1/16
印　　张	挂图3印张　说明书5.25印张
字　　数	挂图3张　说明书160千字
版　　次	2022年10月第2版
印　　次	2022年10月第4次印刷
书　　号	ISBN 978-7-5335-6834-4
定　　价	39.80元（含挂图3张，说明书1册）

书中如有印装质量问题，可直接向本社调换

再版前言

　　《国家标准穴位挂图（男性真人版）》自 2015 年 10 月出版以来，迄今已重印 3 次。读者的厚爱与信任，让我们不敢有丝毫懈怠。

　　2021 年 11 月，国家市场监督管理总局、中国国家标准化管理委员会发布了最新国家标准——《经穴名称与定位》（GB/T 12346—2021）、《经外奇穴名称与定位》（GB/T 40997—2021）。本次修订再版就是依据上述标准对本书进行认真地修订与补充。

　　此次修订的内容主要有以下几个方面：

一、"腧穴定位法"部分

　　1. "定穴体表标志"增加了"腕掌侧远端横纹""腕背侧远端横纹""腘横纹""臀沟""髌底""髌尖"。

　　2. 删除了"基准穴点"中的"肘尖"。

　　3. 更改了"体表解剖标志定位法"中"肘横纹""腕掌侧远端横纹""腕背侧远端横纹"的定义。

　　4. 更改了"骨度"折量定位法：增加了"第 7 颈椎棘突下（大椎）→后发际正中 3 寸"这一头面部"骨度"折量分寸；"胸骨上窝（天突）→剑突尖""剑突尖→脐中"这 2 项"骨度"的起止点由"剑胸结合中点（歧骨）"更改为"剑突尖"；更改了"耻骨联合上缘→髌底"和"腘横纹（平髌尖）→外踝尖"这两项下肢部"骨度"折量分寸的说明。

　　5. 更改了"指寸"定位法的应用范围。

二、"十四经穴"部分

　　1. 更改了经穴的定位描述中有关解剖分区的表述。

　　2. 更改了"臂臑""臑会""风市"3 穴的定位表述。

三、"常用奇穴"部分

　　1. 删掉了"下极俞""腰奇"2 穴，修订了"大骨空""痞根"2 穴的定位。

　　2. 新增了"安眠""牵正""新设""血压点"等 8 个奇穴。

　　最后，衷心希望此次再版能更好地为广大读者提供帮助。同时，我们也期待所有使用本书的读者对我们的再版工作提出批评与建议，以便下次修订时进一步完善。

编　者

2022 年 8 月

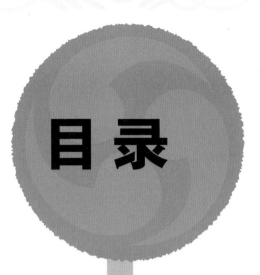

目 录

一、 腧穴定位法

1. 腧穴定位标准体位

身体直立，两眼平视前方，两足并拢，足尖向前，上肢下垂于躯干两侧，掌心向前。

2. 方位术语

体表标志	位置
内侧与外侧 medial and lateral	近于正中（矢状）面（median plane）者为内侧，远于正中（矢状）面（median plane）者为外侧。 注：在描述前臂时，相同的概念用"尺侧"（ulnar）、"桡侧"（radial）表示
上与下 superior and inferior	分别指靠近身体的上端与下端
前与后 anterior and posterior	距身体腹面近者为前，距身体背面近者为后
近侧（端）与远侧（端） proximal and distal	距躯干部近者为近侧（端），距躯干部远者为远侧（端）

3. 定穴体表标志

体表标志	位置
前发际正中 midpoint of anterior hairline	头部有发部位的前缘正中
后发际正中 midpoint of posterior hairline	头部有发部位的后缘正中
额角发际 anterior hairline at the corner of forehead	前发际额部曲角处
眉间 glabella	两眉头之间的中点

体表标志	位置
耳尖 apex of ear	在外耳轮的最高点处 注：耳郭向前对折时，在耳郭上部尖端处
腋前纹头 anterior axillary fold	行于腋前的腋窝皱襞上端
腋后纹头 posterior axillary fold	行于腋后的腋窝皱襞上端
腋窝正中央 center of the axillary fossa	腋窝的中点
肘横纹 cubital crease	屈肘90°时，肘窝处横纹，与肱骨内上髁、外上髁连线相平
腕掌侧远端横纹 the most distal palmar wrist crease	屈腕时，腕掌面连接豌豆骨上缘与桡骨茎突尖的横纹
腕背侧远端横纹 the most distal dorsal wrist crease	伸腕时，腕背面连接豌豆骨上缘与桡骨茎突尖的横纹
腘横纹 popliteal crease	腘窝处横纹
臀沟 gluteal fold	臀下横纹，臀部和股后侧之间的皱褶
髌底 base of the patella	髌骨上缘
髌尖 apex of the patella	髌骨下缘
赤白肉际 junction of the red and white skin	手掌与手背皮肤移行处；足底与足背皮肤移行处
甲根角 corner of the nail	指甲或趾甲侧缘和甲体基底缘所形成的夹角
外踝尖 prominence of the lateral malleolus	外踝最凸起处
内踝尖 prominence of the medial malleolus	内踝最凸起处

4. 基准穴点

基准穴点的性质、作用与体表解剖标志点相同。正文使用基准穴时，用括号标出相应的国际穴名代码，如偏历定位"在前臂、腕背侧远端横纹上 3 寸，阳溪（LI5）与曲池（LI11）连线上"。

穴位	定位
尺泽 Chǐzé（LU5）	在肘前侧，肘横纹上，肱二头肌腱桡侧缘凹陷中
太渊 Tàiyuān（LU9）	在腕前外侧，桡骨茎突与腕舟状骨之间、拇长展肌腱尺侧凹陷中
阳溪 Yángxī（LI5）	在腕后外侧，在腕背侧远端横纹桡侧，桡骨茎突远端，解剖学"鼻烟窝"凹陷中
曲池 Qūchí（LI11）	在肘区，尺泽（LU5）与肱骨外上髁连线的中点处
肩髃 Jiānyú（LI15）	在肩带部，肩峰外侧缘前端与肱骨大结节两骨间凹陷中
头维 Tóuwéi（ST8）	在头部，额角发际直上 0.5 寸，头正中线旁开 4.5 寸
气冲 Qìchōng（ST30）	在腹股沟区，耻骨联合上缘，前正中线旁开 2 寸，动脉搏动处
梁丘 Liángqiū（ST34）	在股前外侧，髌底上 2 寸，股外侧肌与股直肌肌腱之间
阴陵泉 Yīnlíngquán（SP9）	在小腿内侧，由胫骨内侧髁下缘与胫骨内侧缘形成的凹陷中
冲门 Chōngmén（SP12）	在腹股沟，腹股沟斜纹中，髂外动脉搏动处的外侧
昆仑 Kūnlún（BL60）	在踝外侧，外踝尖与跟腱之间的凹陷中
犊鼻 Dúbí（ST35）	在膝前侧，髌韧带外侧凹陷中
解溪 Jiěxī（ST41）	在踝前侧，踝关节前面中央凹陷中，踇长伸肌腱与趾长伸肌腱之间

穴位	定位
太溪 Tàixī（KI3）	在踝后内侧，内踝尖与跟腱之间的凹陷中
翳风 Yìfēng（TE17）	在颈部，耳垂后方，乳突下端前方凹陷中
角孙 Jiǎosūn（TE20）	在头部，耳尖正对发际处
曲鬓 Qūbìn（GB7）	在头部，鬓角发际后缘与耳尖水平线的交点处
天冲 Tiānchōng（GB9）	在头部，耳根后缘直上，入发际 2 寸
完骨 Wángǔ（GB12）	在颈部，耳后乳突的后下方凹陷中
风池 Fēngchí（GB20）	在项部，枕骨之下，胸锁乳突肌上端与斜方肌上端之间的凹陷中
百会 Bǎihuì（GV20）	在头部，前发际正中直上 5 寸

5. 腧穴体表定位的方法

腧穴定位的以下三种方法在应用时需互相结合，即主要采用体表解剖标志定位法、"骨度"折量定位法，而对少量难以完全采用上述两种方法定位的腧穴，则配合使用"指寸"定位法。

（1）体表解剖标志定位法

以体表解剖学的各种体表标志为依据来确定腧穴定位的方法。体表解剖标志，可分为固定标志和活动标志两种。

固定标志 指由骨节和肌肉所形成的突起或凹陷、五官轮廓、发际、指（趾）甲、乳头、脐窝等。例如，于腓骨头前下方定阳陵泉。

活动标志 指各部的关节、肌肉、肌腱、皮肤随着活动而出现的空隙、凹陷、皱纹、尖端等。例如，微张口，耳屏正中前缘凹陷中取听宫。

常用定穴解剖标志的体表定位方法如下：

● 第 2 肋：平胸骨角水平；锁骨下可触及的肋骨即第 2 肋。

- 第 4 肋间隙：男性乳头平第 4 肋间隙。
- 第 7 颈椎棘突：颈后隆起最高且能随头旋转而转动者为第 7 颈椎棘突。
- 第 2 胸椎棘突：直立，两手下垂时，两肩胛骨上角连线与后正中线的交点。
- 第 3 胸椎棘突：直立，两手下垂时，两肩胛冈内侧端连线与后正中线的交点。
- 第 7 胸椎棘突：直立，两手下垂时，两肩胛骨下角的连线与后正中线的交点。
- 第 12 胸椎棘突：直立，两手下垂时，后正中线上两肩胛骨下角连线与两髂嵴最高点连线的中点。
- 第 4 腰椎棘突：两髂嵴最高点连线与后正中线的交点。
- 第 2 骶椎：两髂后上棘连线与后正中线的交点。
- 骶管裂孔：取尾骨上方左右的骶角，与左右骶角平齐的后正中线上。
- 肘横纹：屈肘 90° 时，肘窝处横纹，与肱骨内上髁、外上髁连线相平。
- 腕掌侧远端横纹：屈腕时，腕掌面连接豌豆骨上缘与桡骨茎突尖下的横纹。
- 腕背侧远端横纹：伸腕时，腕背面连接豌豆骨上缘、桡骨茎突尖下的横纹。

（2）"骨度"折量定位法

是指以体表骨节为主要标志折量全身各部的长度和宽度，定出分寸，用于腧穴定位的方法。

部位	起止点	折量寸	度量法	说明
头面部	前发际正中→后发际正中	12	直寸	用于确定头部腧穴的纵向距离
	眉间（印堂）→前发际正中	3	直寸	用于确定前发际及其头部腧穴的纵向距离
	第 7 颈椎棘突下（大椎）后发际正中	3	直寸	用于确定后发际及其头部腧穴的纵向距离
	两额角发际（头维）之间	9	横寸	用于确定头前部腧穴的横向距离
	耳后两乳突（完骨）之间	9	横寸	用于确定头后部腧穴的横向距离

部位	起止点	折量寸	度量法	说明
胸腹胁部	胸骨上窝（天突）→剑突尖	9	直寸	用于确定胸部任脉穴的纵向距离
	剑突尖→脐中	8	直寸	用于确定上腹部腧穴的纵向距离
	脐中→耻骨联合上缘（曲骨）	5	直寸	用于确定下腹部腧穴的纵向距离
	两肩胛骨喙突内侧缘之间	12	横寸	用于确定胸部腧穴的横向距离
	两乳头之间	8	横寸	用于确定胸腹部腧穴的横向距离
背腰部	肩胛骨内侧缘→后正中线	3	横寸	用于确定背腰部腧穴的横向距离
上肢部	腋前纹头→肘横纹（平尺骨鹰嘴）	9	直寸	用于确定上臂前侧及其内侧部腧穴的纵向距离
	肘横纹（平尺骨鹰嘴）→腕掌（背）侧远端横纹	12	直寸	用于确定前臂部腧穴的纵向距离
下肢部	耻骨联合上缘→髌底	18	直寸	用于确定大腿前部及其内侧部腧穴的纵向距离
	髌底→髌尖	2	直寸	
	髌尖（平膝中）→内踝尖（胫骨内侧髁下方阴陵泉→内踝尖为13寸）	15	直寸	用于确定小腿内侧部腧穴的纵向距离
	股骨大转子→腘横纹（平髌尖）	19	直寸	用于确定大腿部前外侧部腧穴的纵向距离
	臀沟→腘横纹	14	直寸	用于确定大腿后部腧穴的纵向距离
	腘横纹（平髌尖）→外踝尖	16	直寸	用于确定小腿外侧部及其后侧腧穴的纵向距离
	内踝尖→足底	3	直寸	用于确定足内侧部腧穴的纵向距离

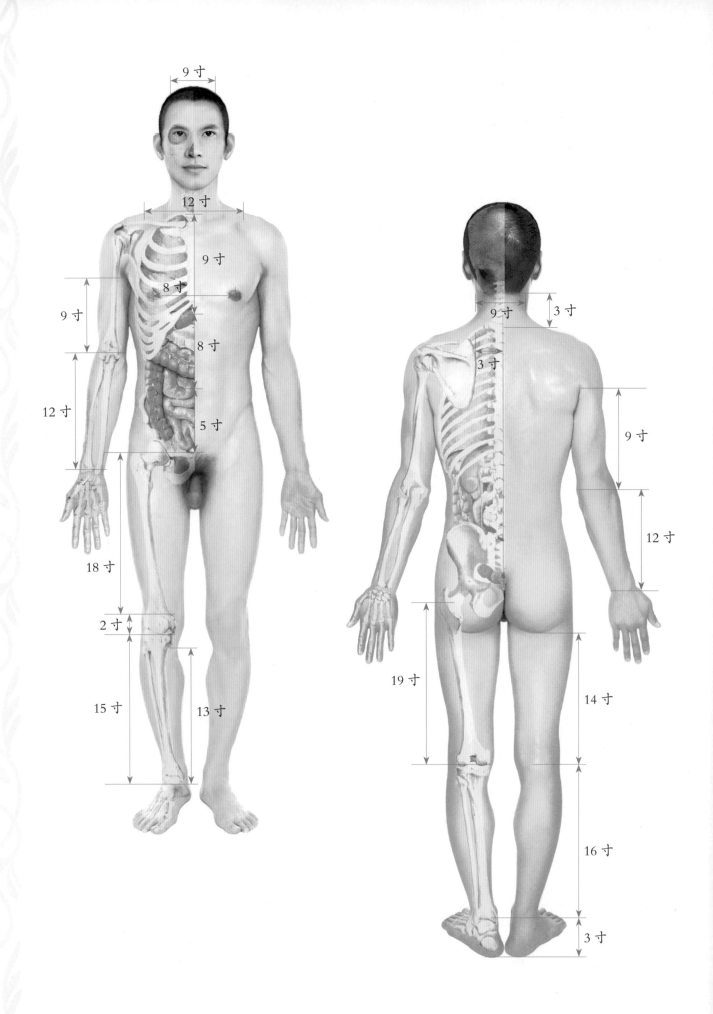

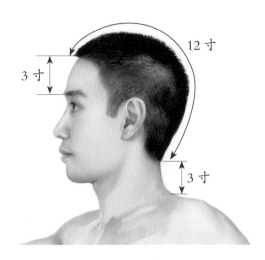

（3）"指寸"定位法

是指依据被取穴者本人手指所规定的分寸以量取腧穴的方法。此法主要用于四肢部、面部和背部。在具体取穴时，医者应当在骨度折量定位法的基础上，参照被取穴者自身的手指进行比量，并结合一些简便的活动标志取穴方法，以确定腧穴的标准定位。

➕ 中指同身寸

以被取穴者的中指中节桡侧两端纹头（拇指、中指屈曲成环形）之间的距离作为 1 寸。

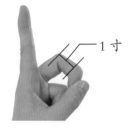

➕ 拇指同身寸

以被取穴者拇指的指间关节的宽度作为 1 寸。

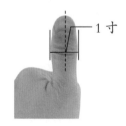

➕ 横指同身寸（一夫法）

被取穴者手 2~5 指并拢，以其中指中节横纹为准，其四指的宽度作为 3 寸。

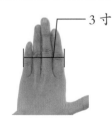

1. 手太阴肺经腧穴

(Points of Lung Meridian of Hand Taiyin, LU)

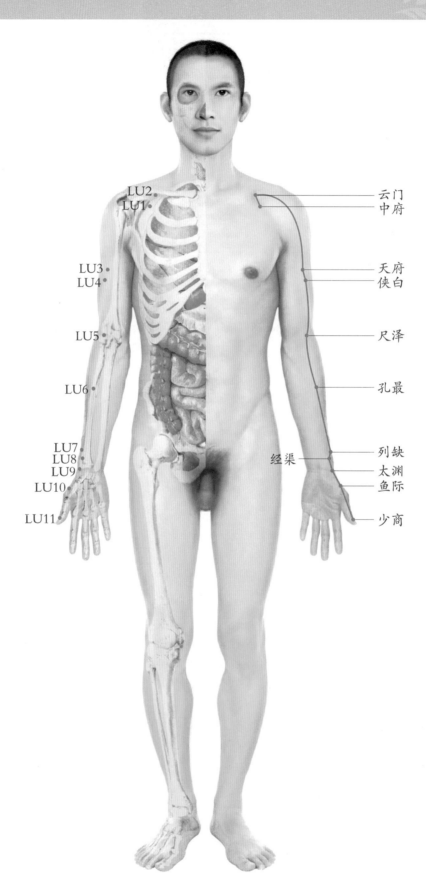

LU2
LU1
LU3
LU4
LU5
LU6
LU7
LU8
LU9
LU10
LU11

云门
中府
天府
侠白
尺泽
孔最
列缺
太渊
鱼际
少商
经渠

穴位	定位	主治
中府 Zhōngfǔ（LU1）	在前胸部，横平第1肋间隙，锁骨下窝外侧，前正中线旁开6寸	①咳嗽、气喘、胸满痛等肺部病症。 ②肩周炎、背痛
云门 Yúnmén（LU2）	在前胸部，锁骨下窝凹陷中，肩胛骨喙突内缘，前正中线旁开6寸	①咳嗽、气喘、胸痛等肺部病症。 ②肩周炎、背痛
天府 Tiānfǔ（LU3）	在臂前外侧，腋前纹头下3寸，肱二头肌桡侧缘处	①咳嗽、气喘、鼻出血等肺系病症。 ②上臂痛
侠白 Xiábái（LU4）	在臂前外侧，腋前纹头下4寸，肱二头肌桡侧缘处	①咳嗽、气喘等肺系病症。②干呕。 ③上臂痛
尺泽 Chǐzé（LU5）	在肘前侧，肘横纹上，肱二头肌腱桡侧缘凹陷中	①咳嗽、气喘、咯血、咽喉肿痛等肺系实热性病症。②肘臂挛痛（网球肘）。③急性吐泻、中暑、小儿惊风等急症
孔最 Kǒngzuì（LU6）	在前臂前外侧，腕掌侧远端横纹上7寸，尺泽（LU5）与太渊（LU9）连线上	①咳嗽、咯血、气喘、咽喉肿痛等肺系病症。②肘臂挛痛（网球肘）
列缺 Lièquē（LU7）	在前臂外侧，腕掌侧远端横纹上1.5寸，拇短伸肌腱与拇长展肌腱之间，拇长展肌腱沟的凹陷中	①咳嗽、气喘、咽喉肿痛等肺系病症。②头痛、齿痛、项强、口眼歪斜等头项部疾患
经渠 Jīngqú（LU8）	在前臂外侧，腕掌侧远端横纹上1寸，桡骨茎突与桡动脉之间	①咳嗽、气喘、胸痛、咽喉肿痛等肺系病症。②手腕痛
太渊 Tàiyuān（LU9）	在腕前外侧，桡骨茎突与腕舟状骨之间，拇长展肌腱尺侧凹陷中	①咳嗽、气喘等肺系病症。②无脉症。③手腕、上臂痛
鱼际 Yújì（LU10）	在手掌，第1掌骨桡侧中点赤白肉际处	①咳嗽、咯血、咽干、咽喉肿痛、失音等肺系热性病症。②小儿疳积（营养不良）
少商 Shàoshāng（LU11）	在手指，拇指末节桡侧，指甲根角侧上方0.1寸（指寸）	①咽喉肿痛、鼻出血、高热、昏迷等肺系实热证。②癫狂（精神分裂症）

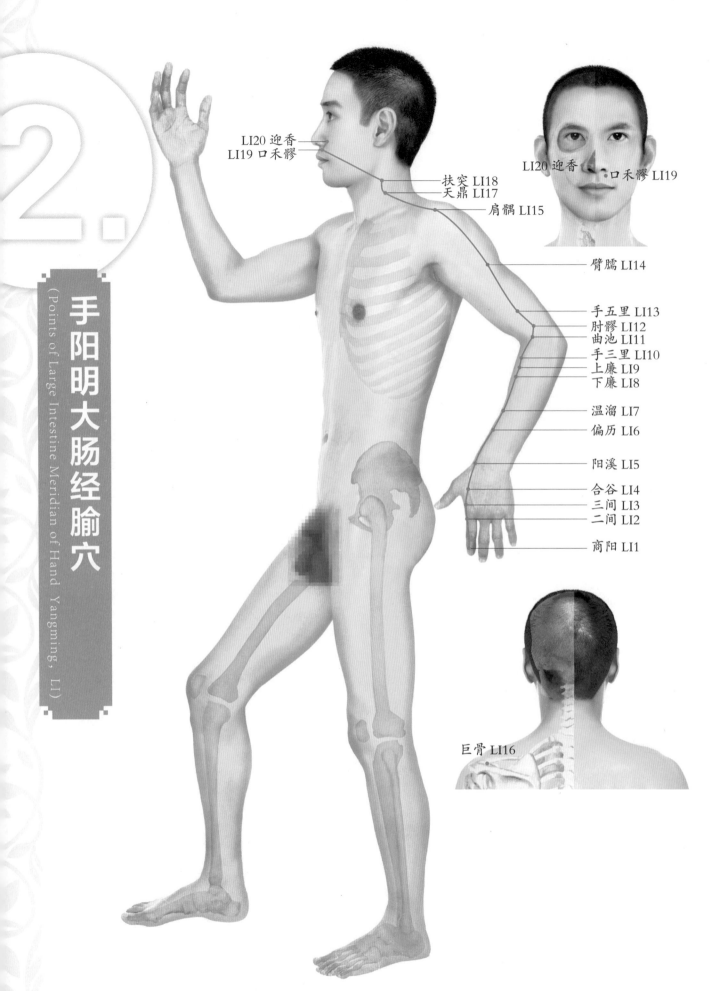

2

手阳明大肠经腧穴

(Points of Large Intestine Meridian of Hand Yangming, LI)

LI20 迎香
LI19 口禾髎

扶突 LI18
天鼎 LI17
肩髃 LI15

LI20 迎香　　口禾髎 LI19

臂臑 LI14

手五里 LI13
肘髎 LI12
曲池 LI11
手三里 LI10
上廉 LI9
下廉 LI8

温溜 LI7
偏历 LI6

阳溪 LI5

合谷 LI4
三间 LI3
二间 LI2

商阳 LI1

巨骨 LI16

穴位	定位	主治
商阳 Shāngyáng（LI1）	在手指，食指末节桡侧，指甲根角侧上方0.1寸（指寸）	①齿痛、咽喉肿痛等五官疾患。②热病、昏迷等热证、急症
二间 Èrjiān（LI2）	在手指，第2掌指关节桡侧远端赤白肉际中	①鼻出血、齿痛等五官疾患。②热病
三间 Sānjiān（LI3）	在手背，第2掌指关节桡侧近端凹陷中	①齿痛、咽喉肿痛等五官疾患。②腹胀、肠鸣等肠胃病症。③嗜睡
合谷 Hégǔ（LI4）	在手背，第1掌骨与第2掌骨之间，约平第2掌骨桡侧的中点处	①头痛、目赤肿痛、齿痛、鼻出血、口眼歪斜、耳聋等头面五官诸疾。②发热、恶寒等外感病症、热病无汗或多汗。③经闭、滞产等妇产科病症
阳溪 Yángxī（LI5）	在腕后外侧，腕背侧远端横纹桡侧，桡骨茎突远端，解剖学"鼻烟窝"凹陷中	①手腕痛。②头痛、目赤肿痛、耳聋等头面五官疾患
偏历 Piānlì（LI6）	在前臂后外侧，腕背侧远端横纹上3寸，阳溪（LI5）与曲池（LI11）连线上	①耳鸣、耳聋、目赤、鼻出血、喉痛等五官疾病。②手臂酸痛。③水肿
温溜 Wēnliū（LI7）	在前臂后外侧，腕背侧远端横纹上5寸，阳溪（LI5）与曲池（LI11）连线上	①急性肠鸣、腹痛等肠腑病症。②疔疮。③头痛、面肿、咽喉肿痛等头面病症。④肩周炎、背酸痛
下廉 Xiàlián（LI8）	在前臂后外侧，肘横纹下4寸，阳溪（LI5）与曲池（LI11）连线上	①肘臂挛痛（网球肘）。②头痛、眩晕、目痛。③腹胀、腹痛
上廉 Shànglián（LI9）	在前臂，肘横纹下3寸，阳溪（LI5）与曲池（LI11）连线上	①肘臂挛痛（网球肘）、半身不遂、手臂麻木等上肢病症。②头痛。③肠鸣腹痛

穴位	定位	主治
手三里 Shǒusānlǐ（LI10）	在前臂后外侧，肘横纹下2寸，阳溪（LI5）与曲池（LI11）连线上	①手臂无力、上肢不遂等上肢病症。②腹痛、腹泻。③齿痛、颊肿
曲池 Qūchí（LI11）	在肘外侧，尺泽（LU5）与肱骨外上髁连线的中点处	①手臂痹痛、上肢不遂等上肢病症。②热病。③高血压。④癫狂（精神分裂症）。⑤腹痛、吐泻等肠胃病症。⑥咽喉肿痛、齿痛、目赤肿痛等五官热性病症。⑦瘾疹（荨麻疹）、湿疹、颈淋巴结结核（炎）等皮、外科疾患
肘髎 Zhǒuliáo（LI12）	在肘后外侧，肱骨外上髁上缘，髁上嵴的前缘	网球肘、肘臂部疼痛、麻木、挛急等局部病症
手五里 Shǒuwǔlǐ（LI13）	在臂外侧，肘横纹上3寸处，曲池（LI11）与肩髃（LI15）连线上	①肘臂疼痛挛急（网球肘）。②颈淋巴结结核（炎）
臂臑 Bìnào（LI14）	在臂外侧，在曲池（LI11）与肩髃（LI15）连线上，三角肌前缘处	①肩周炎、颈项拘挛等肩、颈部病症。②颈淋巴结结核（炎）。③目疾
肩髃 Jiānyú（LI15）	在肩带部，肩峰外侧缘前端与肱骨大结节两骨间凹陷中	①肩周炎、上肢不遂等肩、上肢病症。②瘾疹（荨麻疹）
巨骨 Jùgǔ（LI16）	在肩带部，锁骨肩峰端与肩胛冈之间凹陷中	①肩周炎等局部病症。②颈淋巴结结核（炎）、瘿气（甲状腺肿大）
天鼎 Tiāndǐng（LI17）	在颈前部，横平环状软骨，胸锁乳突肌后缘	①暴喑（急性喉炎）、咽喉肿痛等咽喉病症。②颈淋巴结结核（炎）、瘿气（甲状腺肿大）

穴位	定位	主治
扶突 Fútū（LI18）	在颈前部，横平甲状软骨上缘（约相当于喉结处），胸锁乳突肌前、后缘中间	①咽喉肿痛、暴喑（急性喉炎）等咽喉病症。②颈淋巴结结核（炎）、瘿气（甲状腺肿大）。③咳嗽、气喘。④颈部手术针刺麻醉用穴
口禾髎 Kǒuhéliáo（LI19）	在面部，横平人中沟上 1/3 与下 2/3 交点，鼻孔外缘直下	口歪、鼻塞不通、鼻出血等局部病症
迎香 Yíngxiāng（LI20）	在面部，鼻翼外缘中点旁，鼻唇沟中	①鼻塞、鼻出血、口歪等局部病症。②胆道蛔虫症

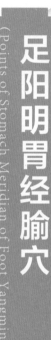

3.

足阳明胃经腧穴

（Points of Stomach Meridian of Foot Yangming, ST）

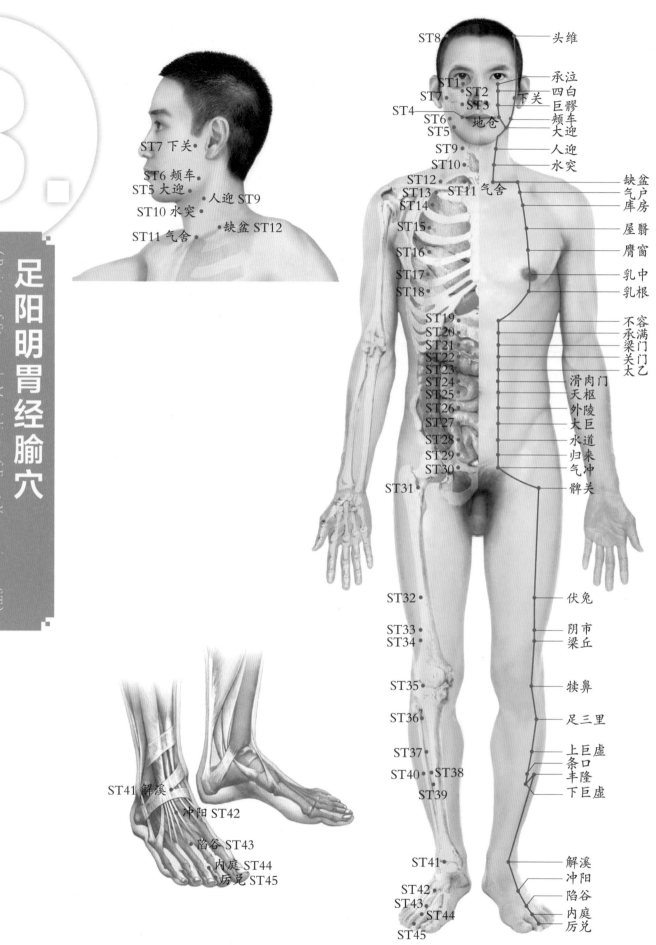

ST7 下关
ST6 颊车
ST5 大迎
人迎 ST9
ST10 水突
ST11 气舍
缺盆 ST12

ST8 · —— 头维
ST1 · —— 承泣
ST7 · ST2 · ST3 · 下关 —— 四白
ST4 · ST6 · 地仓 —— 巨髎
ST5 · —— 颊车
ST9 · —— 大迎
ST10 · —— 人迎
—— 水突
ST12 · —— 缺盆
ST13 · ST11 气舍 —— 气户
ST14 · —— 库房
ST15 · —— 屋翳
ST16 · —— 膺窗
ST17 · —— 乳中
ST18 · —— 乳根
ST19 · —— 不容
ST20 · —— 承满
ST21 · —— 梁门
ST22 · —— 关门
ST23 · —— 太乙
ST24 · —— 滑肉门
ST25 · —— 天枢
ST26 · —— 外陵
ST27 · —— 大巨
ST28 · —— 水道
ST29 · —— 归来
ST30 · —— 气冲
ST31 · —— 髀关

ST32 · —— 伏兔
ST33 · —— 阴市
ST34 · —— 梁丘
ST35 · —— 犊鼻
ST36 · —— 足三里
ST37 · —— 上巨虚
ST40 · ST38 —— 条口
—— 丰隆
ST39 —— 下巨虚

ST41 · —— 解溪
—— 冲阳
ST42 · —— 陷谷
ST43 · —— 内庭
ST44 · —— 厉兑
ST45

ST41 解溪
冲阳 ST42
陷谷 ST43
内庭 ST44
厉兑 ST45

穴位	定位	主治
承泣 Chéngqì（ST1）	在面部，眼球与眶下缘之间，瞳孔直下	①眼睑瞤动、迎风流泪、夜盲、近视等目疾。②口眼歪斜、面肌痉挛
四白 Sìbái（ST2）	在面部，眶下孔处	①目赤痛痒、眼睑瞤动、目翳（白内障）等目疾。②口眼歪斜、三叉神经痛、面肌痉挛等面部病症。③头痛、眩晕
巨髎 Jùliáo（ST3）	在面部，横平鼻翼下缘，瞳孔直下	口角歪斜、鼻出血、齿痛、唇颊肿等局部五官病症
地仓 Dìcāng（ST4）	在面部，口角旁开0.4寸（指寸）	口角歪斜、流涎、三叉神经痛等面部病症
大迎 Dàyíng（ST5）	在面部，下颌角前方，咬肌附着部的前缘凹陷中，面动脉搏动处	口角歪斜、颊肿、齿痛等局部病症
颊车 Jiáchē（ST6）	在面部，下颌角前上方一横指	齿痛、牙关不利、颊肿、口角歪斜等局部病症
下关 Xiàguān（ST7）	在面部，颧弓下缘中央与下颌切迹之间凹陷中	①牙关不利、三叉神经痛、齿痛、口眼歪斜等面口病症。②耳聋、耳鸣、中耳炎等耳疾
头维 Tóuwéi（ST8）	在头部，额角发际直上0.5寸，头正中线旁开4.5寸	头痛、目眩、目痛等头目病症
人迎 Rényíng（ST9）	在颈前部，横平甲状软骨上缘（约相当于喉结处），胸锁乳突肌前缘，颈总动脉搏动处	①瘿气（甲状腺肿大）、颈淋巴结结核（炎）。②咽喉肿痛。③高血压。④气喘

穴位	定位	主治
水突 Shuǐtū（ST10）	在颈前部，横平环状软骨，胸锁乳突肌前缘	①咽喉肿痛等局部病症。②咳嗽、气喘
气舍 Qìshè（ST11）	在颈前部，锁骨上小窝，锁骨胸骨端上缘，胸锁乳突肌胸骨头与锁骨头中间的凹陷中	①咽喉肿痛。②瘿瘤（甲状腺瘤），颈淋巴结结核（炎）。③气喘、呃逆。④颈项强直
缺盆 Quēpén（ST12）	在颈前部，锁骨上大窝，锁骨上缘凹陷中，前正中线旁开4寸	①咳嗽、气喘、咽喉肿痛、缺盆中痛等肺系及局部病症。②颈淋巴结结核（炎）
气户 Qìhù（ST13）	在前胸部，锁骨下缘，前正中线旁开4寸	①咳嗽、气喘、呃逆、胸胁支满（肺气肿）等气机升降失常性病症。②胸痛
库房 Kùfáng（ST14）	在前胸部，第1肋间隙，前正中线旁开4寸	①咳嗽、气喘、咳唾脓血等肺系病症。②胸胁胀痛
屋翳 Wūyì（ST15）	在前胸部，第2肋间隙，前正中线旁开4寸	①咳嗽、气喘、咳唾脓血等肺系疾患。②胸胁胀痛。③乳房肿痛、乳腺疾病
膺窗 Yīngchuāng （ST16）	在前胸部，第3肋间隙，前正中线旁开4寸	①咳嗽、气喘。②胸胁胀痛。③乳房肿痛
乳中 Rǔzhōng（ST17）	在前胸部，乳头中央	本穴不针不灸，只作胸腹部腧穴的定位标志
乳根 Rǔgēn（ST18）	在前胸部，第5肋间隙，前正中线旁开4寸	①乳房肿痛、乳癖（乳房肿物）、乳汁少等乳部疾患。②咳嗽、气喘、呃逆。③胸痛
不容 Bùróng（ST19）	在上腹部，脐中上6寸，前正中线旁开2寸	呕吐、胃痛、食欲不振、腹胀等胃疾

穴位	定位	主治
承满 Chéngmǎn（ST20）	在上腹部，脐中上5寸，前正中线旁开2寸	胃痛、吐血、食欲差等胃疾
梁门 Liángmén（ST21）	在上腹部，脐中上4寸，前正中线旁开2寸	食欲不振、胃痛、呕吐等胃疾
关门 Guānmén（ST22）	在上腹部，脐中上3寸，前正中线旁开2寸	腹胀、腹痛、肠鸣、腹泻等胃肠病症
太乙 Tàiyǐ（ST23）	在上腹部，脐中上2寸，前正中线旁开2寸	①胃病。②心烦、癫狂（精神分裂症）等神志疾患
滑肉门 Huáròumén（ST24）	在上腹部，脐中上1寸，前正中线旁开2寸	①胃痛、呕吐。②癫狂（精神分裂症）
天枢 Tiānshū（ST25）	在上腹部，横平脐中，前正中线旁开2寸	①腹痛、腹胀、肠鸣泄泻、便秘、肠痈（阑尾炎）等胃肠病症。②月经不调、痛经等妇科疾患
外陵 Wàilíng（ST26）	在下腹部，脐中下1寸，前正中线旁开2寸	①腹痛、疝气。②痛经
大巨 Dàjù（ST27）	在下腹部，脐中下2寸，前正中线旁开2寸	①小腹胀满。②小便不利等水液输布排泄失常性疾患。③疝气。④遗精、早泄等男科疾患
水道 Shuǐdào（ST28）	在下腹部，脐中下3寸，前正中线旁开2寸	①小腹胀满。②小便不利等水液输布排泄失常性疾患。③疝气。④痛经、不孕等妇科疾患
归来 Guīlái（ST29）	在下腹部，脐中下4寸，前正中线旁开2寸	①小腹痛、疝气。②月经不调、带下、阴挺（子宫、阴道脱垂）等妇科疾患
气冲 Qìchōng（ST30）	在腹股沟，耻骨联合上缘，前正中线旁开2寸，动脉搏动处	①肠鸣腹痛。②疝气。③月经不调、不孕、阳痿、阴肿等妇科病及男科病

穴位	定位	主治
髀关 Bìguān（ST31）	在股前侧，股直肌近端、缝匠肌与阔筋膜张肌3条肌肉之间凹陷中	下肢痿痹、腰痛、膝冷等腰及下肢病症
伏兔 Fútù（ST32）	在股前外侧，髌底上6寸，髂前上棘与髌底外侧端的连线上	①下肢痿痹、腰痛、膝冷等腰及下肢病症。②疝气
阴市 Yīnshì（ST33）	在股前外侧，髌底上3寸，股直肌肌腱外侧缘	膝关节痛、下肢屈伸不利、腰痛、下肢不遂
梁丘 Liángqiū（ST34）	在股前外侧，髌底上2寸，股外侧肌与股直肌肌腱之间	①急性胃病。②膝肿痛、下肢不遂等下肢病症。③乳房肿痛、乳腺疾病
犊鼻 Dúbí（ST35）	在膝前侧，髌韧带外侧凹陷中	膝痛、屈伸不利、下肢麻痹等下肢、膝关节疾患
足三里 Zúsānlǐ（ST36）	在小腿外侧，犊鼻（ST35）下3寸，犊鼻（ST35）与解溪（ST41）连线上	①胃痛、呕吐、噎膈（反胃）、腹泻、腹胀、痢疾、便秘等胃肠病症。②下肢痿痹证。③癫狂（精神分裂症）等神志病。④乳房肿痛、肠痈（阑尾炎）等外科疾患。⑤虚劳诸症，为强壮保健要穴
上巨虚 Shàngjùxū（ST37）	在小腿外侧，犊鼻（ST35）下6寸，犊鼻（ST35）与解溪（ST41）连线上	①肠鸣、腹痛、腹泻、便秘、肠痈（阑尾炎）等胃肠病症。②下肢痿痹
条口 Tiáokǒu（ST38）	在小腿外侧，犊鼻（ST35）下8寸，犊鼻（ST35）与解溪（ST41）连线上	①下肢痿痹、抽筋。②肩周炎、臂痛。③脘腹疼痛

穴位	定位	主治
下巨虚 Xiàjùxū（ST39）	在小腿外侧，犊鼻（ST35）下9寸，犊鼻（ST35）与解溪（ST41）连线上	①腹泻、痢疾、小腹痛等胃肠病症。②下肢痿痹。③乳房肿痛
丰隆 Fēnglóng（ST40）	在小腿外侧，外踝尖上8寸，胫骨前肌的外缘	①头痛、眩晕。②癫狂（精神分裂症）。③咳嗽痰多等痰饮病症。④下肢痿痹。⑤腹胀、便秘
解溪 Jiěxī（ST41）	在踝前侧，踝关节前面中央凹陷中，当姆长伸肌腱与趾长伸肌腱之间	①下肢痿痹、踝关节病、足下垂等下肢、踝关节疾患。②头痛、眩晕。③癫狂（精神分裂症）。④腹胀、便秘
冲阳 Chōngyáng（ST42）	在足背，第2跖骨基底部与中间楔状骨关节处，可触及足背动脉	①胃痛。②口眼歪斜。③癫狂痫（精神分裂症、癫痫）。④足痿无力
陷谷 Xiàngǔ（ST43）	在足背，第2、3跖骨间，第2跖趾关节近端凹陷中	①面肿、水肿等水液输布失常性疾患。②足背肿痛。③肠鸣腹痛
内庭 Nèitíng（ST44）	在足背，第2、3趾间，趾蹼缘后方赤白肉际处	①齿痛、咽喉肿痛、鼻出血等五官热性病症。②热病。③吐酸、腹泻、痢疾、便秘等肠胃病症。④足背肿痛、跖趾关节痛
厉兑 Lìduì（ST45）	在足趾，第2趾末节外侧，趾甲根角侧后方0.1寸	①鼻出血、齿痛、咽喉肿痛等实热性五官病症。②热病。③多梦、癫狂（精神分裂症）等神志疾患

23

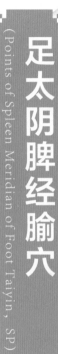

足太阴脾经腧穴

(Points of Spleen Meridian of Foot Taiyin, SP)

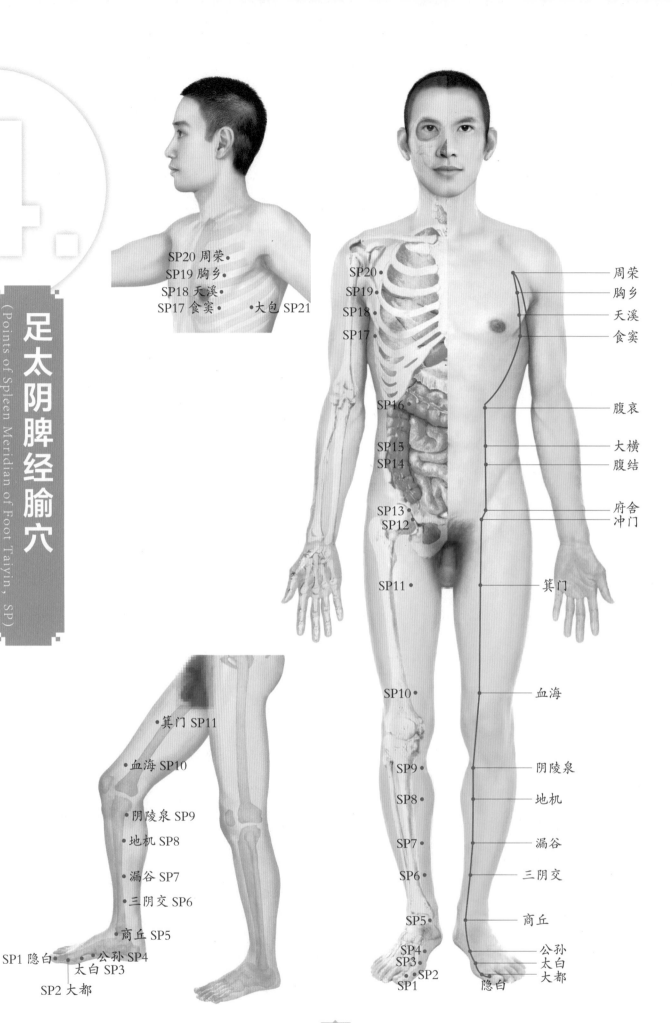

SP20 周荣•
SP19 胸乡•
SP18 天溪•
SP17 食窦•　　•大包 SP21

SP20•　　　　　周荣
SP19•　　　　　胸乡
SP18•　　　　　天溪
SP17•　　　　　食窦

SP16•　　　　　腹哀

SP15•　　　　　大横
SP14•　　　　　腹结

SP13•　　　　　府舍
SP12•　　　　　冲门

SP11•　　　　　箕门

SP10•　　　　　血海

SP9•　　　　　阴陵泉
SP8•　　　　　地机

SP7•　　　　　漏谷

SP6•　　　　　三阴交

SP5•　　　　　商丘

SP4•　　　　　公孙
SP3•　　　　　太白
SP2•　　　　　大都
SP1　　　隐白

箕门 SP11

血海 SP10

阴陵泉 SP9
地机 SP8

漏谷 SP7

三阴交 SP6

商丘 SP5

SP1 隐白•　　•公孙 SP4
　　太白 SP3
　SP2 大都

穴位	定位	主治
隐白 Yǐnbái（SP1）	在足趾，大趾末节内侧，趾甲根角侧后方 0.1 寸	①月经过多、崩漏等妇科病。②便血、尿血等慢性出血症。③癫狂（精神分裂症）、多梦。④惊风。⑤腹满胀气、严重腹泻
大都 Dàdū（SP2）	在足趾，第 1 跖趾关节远端赤白肉际凹陷中	①腹胀、胃痛、呕吐、腹泻、便秘等脾胃病症。②热病无汗
太白 Tàibái（SP3）	在足内侧，第 1 跖趾关节近端赤白肉际凹陷中	①肠鸣、腹胀、腹泻、胃涌、便秘等脾胃病症。②体重肢痛
公孙 Gōngsūn（SP4）	在足内侧，第 1 跖骨底的前下缘赤白肉际处	①胃痛、呕吐、腹痛、腹泻、痢疾等胃肠病症。②心烦失眠、狂证（精神分裂）等神志病症。③奔豚气（少腹气上冲胸、疼痛剧烈）等冲脉病症
商丘 Shāngqiū（SP5）	在足内侧，内踝前下方，舟骨粗隆与内踝尖连线中点凹陷中	①腹胀、腹泻、便秘等脾胃病症。②黄疸。③足踝痛
三阴交 Sānyīnjiāo（SP6）	在小腿内侧，内踝尖上 3 寸，胫骨内侧缘后际	①肠鸣腹胀、腹泻等脾胃虚弱病症。②月经不调、带下异常、阴挺（子宫、阴道脱垂）、不孕、滞产等妇产科病症。③遗精、阳痿、遗尿等生殖泌尿系统疾患。④心悸、失眠、高血压。⑤下肢痿痹。⑥阴虚
漏谷 Lòugǔ（SP7）	在小腿内侧，内踝尖上 6 寸，胫骨内侧缘后际	①腹胀、肠鸣。②小便不利、遗精。③下肢痿痹
地机 Dìjī（SP8）	在小腿内侧，阴陵泉（SP9）下 3 寸，胫骨内侧缘后际	①痛经、崩漏、月经不调等妇科病。②腹痛、腹泻等脾胃病症。③小便不利、水肿等脾不运化水湿病症

穴位	定位	主治
阴陵泉 Yīnlíngquán（SP9）	在小腿内侧，胫骨内侧髁下缘与胫骨内侧缘形成的凹陷中	①腹胀、腹泻、水肿、黄疸、小便不利等脾不运化水湿病症。②膝痛
血海 Xuèhǎi（SP10）	在股前内侧，髌底内侧端上2寸，股内侧肌隆起处	①月经不调、痛经、经闭等妇科月经病。②瘾疹（荨麻疹）、湿疹、丹毒等血热性皮肤病
箕门 Jīmén（SP11）	在股内侧，髌底内侧端与冲门（SP12）的连线上1/3与下2/3交点，长收肌和缝匠肌交角的动脉搏动处	①小便不利、遗尿。②腹股沟肿痛
冲门 Chōngmén（SP12）	在腹股沟，腹股沟斜纹中，髂外动脉搏动处的外侧	①腹痛、疝气。②崩漏、带下、胎气上冲等妇科病症
府舍 Fǔshè（SP13）	在下腹部，脐中下4.3寸，前正中线旁开4寸	腹痛、积聚、疝气等下腹部病症
腹结 Fùjié（SP14）	在下腹部，脐中下1.3寸，前正中线旁开4寸	①腹痛、腹泻。②疝气
大横 Dàhéng（SP15）	在上腹部，脐中旁开4寸	腹痛、腹泻、便秘等脾胃病症
腹哀 Fù'āi（SP16）	在上腹部，脐中上3寸，前正中线旁开4寸	消化不良、腹痛、便秘、痢疾等脾胃肠腑病症

穴位	定位	主治
食窦 Shídòu（SP17）	在前胸部，第5肋间隙，前正中线旁开6寸	①胸胁胀痛。②嗳气、反胃、腹胀等胃气失降性病症。③水肿
天溪 Tiānxī（SP18）	在前胸部，第4肋间隙，前正中线旁开6寸	①胸痛、咳嗽。②乳房肿痛、乳汁少
胸乡 Xiōngxiāng（SP19）	在前胸部，第3肋间隙，前正中线旁开6寸	胸胁胀痛
周荣 Zhōuróng（SP20）	在前胸部，第2肋间隙，前正中线旁开6寸	①胸胁胀满。②咳嗽、气喘
大包 Dàbāo（SP21）	在侧胸部，第6肋间隙，在腋中线上	①气喘。②胸胁痛（肋间神经痛）。③全身疼痛。④岔气。⑤四肢无力

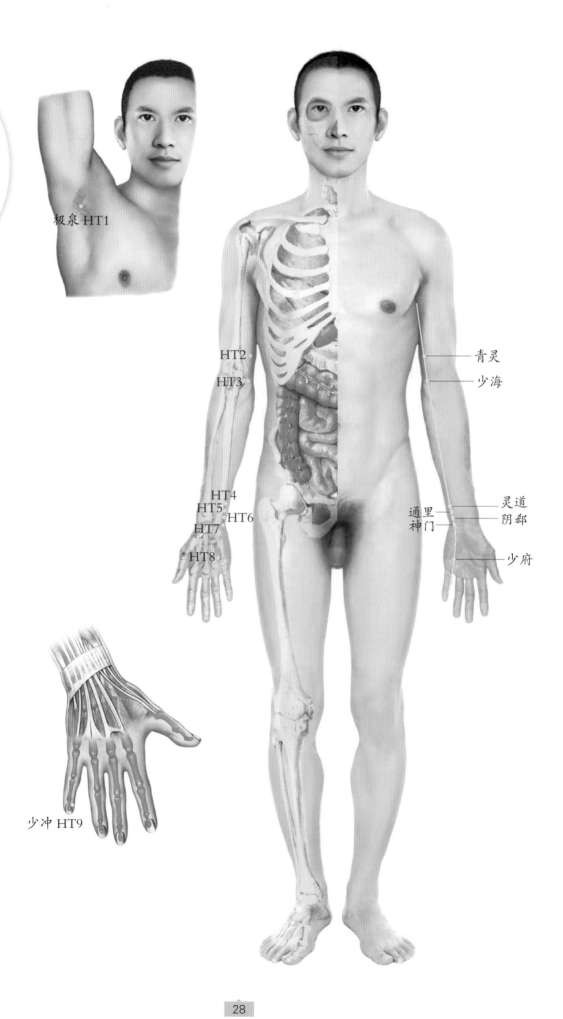

5.

极泉 HT1

HT2

HT3

HT4
HT5
HT6
HT7

HT8

青灵

少海

灵道
通里　　阴郄
神门

少府

少冲 HT9

28

穴位	定位	主治
极泉 Jíquán（HT1）	在腋窝中央，腋动脉搏动处	①心痛、心悸等心脏疾病。②肩周炎、臂痛、胁肋疼痛、臂丛神经损伤等痛证。③颈淋巴结结核（炎）。④腋臭。⑤上肢针灸麻醉用穴
青灵 Qīnglíng（HT2）	在臂内侧，肘横纹上3寸，肱二头肌的内侧沟中	①头痛、振寒。②胁痛、肩周炎、臂痛
少海 Shàohǎi（HT3）	在肘前内侧，横平肘横纹，肱骨内上髁前缘	①癔病等神志病。②肘臂挛痛（网球肘）、臂麻手颤。③头项痛、胁肋部痛。④颈淋巴结结核（炎）。⑤心痛。
灵道 Língdào（HT4）	在前臂前内侧，腕掌侧远端横纹上1.5寸，尺侧腕屈肌腱的桡侧缘	①悲恐善笑（精神异常）。②暴喑（急性喉炎）。③肘臂挛痛。④心痛
通里 Tōnglǐ（HT5）	在前臂前内侧，腕掌侧远端横纹上1寸，尺侧腕屈肌腱的桡侧缘	①心悸、怔忡等心脏疾病。②舌强不语、暴喑（急性喉炎）。③腕臂痛
阴郄 Yīnxì（HT6）	在前臂前内侧，腕掌侧远端横纹上0.5寸，尺侧腕屈肌腱的桡侧缘	①心痛、惊悸等心脏疾病。②阴虚骨蒸盗汗。③吐血、黏膜出血
神门 Shénmén（HT7）	在腕前内侧，腕掌侧远端横纹尺侧端，尺侧腕屈肌腱的桡侧缘	①心痛、心烦、惊悸、怔忡、健忘、失眠、痴呆、癫狂病（癫痫、精神分裂症）等心与神志病症。②高血压。③胸胁痛（肋间神经痛）
少府 Shàofǔ（HT8）	在手掌，横平第5掌指关节近端，第4、5掌骨之间	①心悸、胸痛等心胸病。②外阴瘙痒、阴痛。③痈疡。④小指挛痛
少冲 Shàochōng（HT9）	在手指，小指末节桡侧，指甲根角侧上方0.1寸	①心悸、心痛、癫狂（精神分裂症）、昏迷等心及神志病症。②热病。③胸胁痛（肋间神经痛）

6

手太阳小肠经腧穴

（Points of Small Intestine Meridian of Hand Taiyang, SI）

肩中俞
肩外俞
秉风
臑俞
肩贞

SI15
SI14
SI12 SI13
SI10 SI11
SI9

曲垣
天宗

小海

支正

养老

SI8

SI7

SI6
SI5 SI4
SI3
SI2
SI1

阳谷
腕骨
后溪
前谷
少泽

听宫 SI19
颧髎 SI18
天容 SI17
天窗 SI16

穴位	定位	主治
少泽 Shàozé（SI1）	在手指，小指末节尺侧，指甲根角侧上方0.1寸	①乳房肿痛、乳腺疾病、乳汁少。②昏迷、热病等急症、热证。③头痛、目翳（白内障）、咽喉肿痛等头面五官病症
前谷 Qiángǔ（SI2）	在手指，第5掌指关节尺侧远端赤白肉际凹陷中	①热病。②乳房肿痛、乳汁少。③头痛、目痛、耳鸣、咽喉肿痛等头面五官病症
后溪 Hòuxī（SI3）	在手背，第5掌指关节尺侧近端赤白肉际凹陷中	①头项强痛、腰背痛、手指及肘臂挛痛（网球肘）等痛证。②耳聋、目赤。③癫狂病（癫痫、精神分裂症）。④寒战发热（疟疾）
腕骨 Wàngǔ（SI4）	在腕后内侧，第5掌骨底与三角骨之间的赤白肉际凹陷中	①指挛腕痛、头项强痛。②目翳（白内障）。③黄疸。④热病、寒战发热（疟疾）
阳谷 Yánggǔ（SI5）	在腕后内侧，尺骨茎突与三角骨之间的凹陷中	①颈颌肿、臂外侧痛、腕痛等痛证。②头痛、目眩、耳鸣、耳聋等头面五官病症。③热病。④癫狂病（精神分裂症、癫痫）
养老 Yǎnglǎo（SI6）	在前臂后区，腕背横纹上1寸，尺骨头桡侧凹陷中	①目视不明。②肩、背、肘、臂酸痛
支正 Zhīzhèng（SI7）	在前臂外侧，腕背侧远端横纹上5寸，尺骨尺侧与尺侧腕屈肌之间	①头痛、项强、肘臂酸痛。②热病。③癫狂（精神分裂症）

穴位	定位	主治
小海 Xiǎohǎi（SI8）	在肘后区，尺骨鹰嘴（即肘尖）与肱骨内上髁之间凹陷中	①肘臂疼痛、麻木。②癫痫
肩贞 Jiānzhēn（SI9）	在肩带部，肩关节后下方，腋后纹头直上1寸	①肩周炎、上肢不遂。②颈淋巴结结核（炎）
臑俞 Nàoshū（SI10）	在肩带部，腋后纹头直上，肩胛冈下缘凹陷中	①肩周炎、肩不举。②颈淋巴结结核（炎）
天宗 Tiānzōng（SI11）	在肩带部，肩胛冈中点与肩胛下角连线上1/3与下2/3交点凹陷中	①肩胛疼痛、肩背部损伤等局部病症。②气喘
秉风 Bǐngfēng（SI12）	在肩带部，肩胛冈中点上方冈上窝中	肩胛疼痛、上肢酸麻等肩部和上肢病症
曲垣 Qūyuán（SI13）	在肩带部，肩胛冈内侧端上缘凹陷中	肩胛疼痛
肩外俞 Jiānwàishū（SI14）	在背部，第1胸椎棘突下，后正中线旁开3寸	肩背疼痛、颈项强急等肩背、颈项痹证
肩中俞 Jiānzhōngshū（SI15）	在背部，第7颈椎棘突下，后正中线旁开2寸	①咳嗽、气喘。②肩背疼痛
天窗 Tiānchuāng（SI16）	在颈前部，横平甲状软骨上缘（约相当于喉结处），胸锁乳突肌的后缘	①耳鸣、耳聋、咽喉肿痛、暴喑（急性喉炎）等五官病症。②颈项强痛

穴位	定位	主治
天容 Tiānróng（SI17）	在颈前部，下颌角后方，胸锁乳突肌的前缘凹陷中	①耳鸣、耳聋、咽喉肿痛等五官病症。 ②头痛、颈项强痛
颧髎 Quánliáo（SI18）	在面部，颧骨下缘，目外眦直下凹陷中	口眼歪斜、眼睑𥆧动、齿痛、三叉神经痛等面部病症
听宫 Tīnggōng（SI19）	在面部，耳屏正中与下颌骨髁突之间的凹陷中	①耳鸣、耳聋、中耳炎等耳疾。 ②齿痛

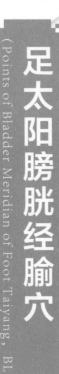

足太阳膀胱经腧穴
(Points of Bladder Meridian of Foot Taiyang, BL)

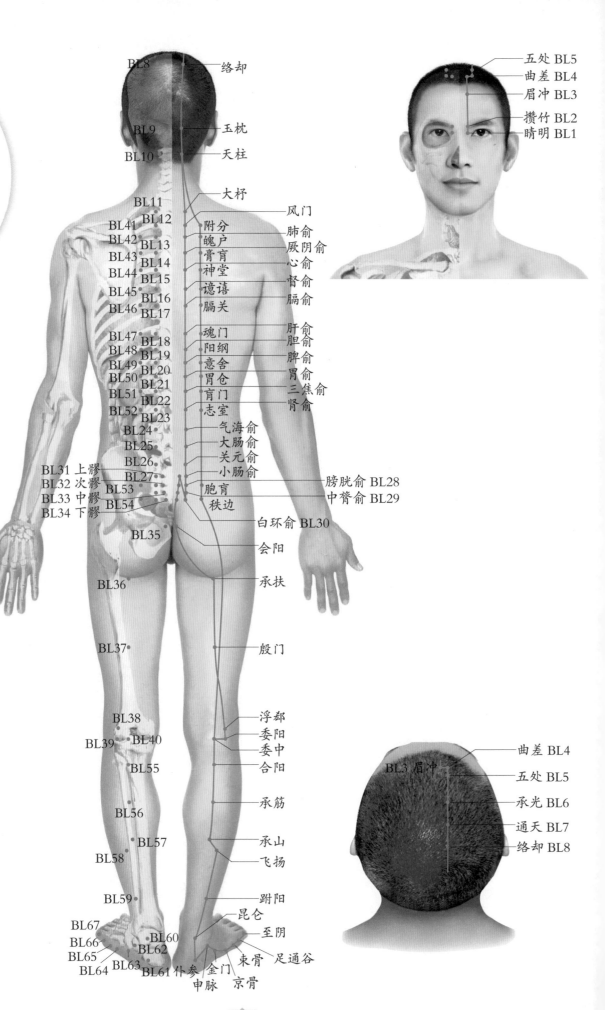

BL8
络却

BL9
玉枕

BL10
天柱

BL11
大杼

风门

BL41　BL12　附分　肺俞
BL42　BL13　魄户　厥阴俞
BL43　BL14　膏肓　心俞
BL44　BL15　神堂　督俞
BL45　BL16　譩譆　膈俞
BL46　BL17　膈关

BL47　BL18　魂门　肝俞
BL48　BL19　阳纲　胆俞
BL49　BL20　意舍　脾俞
BL50　BL21　胃仓　胃俞
BL51　BL22　肓门　三焦俞
BL52　BL23　志室　肾俞

BL24　气海俞
BL25　大肠俞
BL26　关元俞
BL27　小肠俞

BL31 上髎
BL32 次髎
BL33 中髎　BL53　胞肓　膀胱俞 BL28
BL34 下髎　BL54　秩边　中膂俞 BL29

BL35　白环俞 BL30

会阳

承扶

BL36

BL37　殷门

BL38
BL39　BL40　浮郄
　　　委阳
　　　委中
BL55　合阳

BL56　承筋

BL57　承山
BL58　飞扬

BL59　跗阳

昆仑

BL67　至阴
BL66　BL60
BL65　BL62　束骨　足通谷
BL64　BL63　金门
　　　BL61 仆参
申脉　京骨

五处 BL5
曲差 BL4
眉冲 BL3
攒竹 BL2
睛明 BL1

曲差 BL4
BL3 眉冲　五处 BL5
承光 BL6
通天 BL7
络却 BL8

34

穴位	定位	主治
睛明 Jīngmíng（BL1）	在面部，目内眦内上方眶内侧壁凹陷中	①目赤肿痛、流泪、视物不明、目眩、近视、夜盲、色盲等目疾。②急性腰扭伤、坐骨神经痛。③心动过速
攒竹 Cuánzhú（BL2）	在面部，眉头凹陷中，额切迹处	①头痛、眉棱骨痛。②眼睑瞤动、眼睑下垂、口眼歪斜、目视不明、流泪、目赤肿痛等目部病症。③呃逆
眉冲 Méichōng（BL3）	在头部，额切迹直上入发际0.5寸	①头痛、目眩。②鼻塞、鼻出血
曲差 Qūchā（BL4）	在头部，前发际正中直上0.5寸，旁开1.5寸	①头痛、目眩。②鼻塞、鼻出血
五处 Wǔchù（BL5）	在头部，前发际正中直上1寸，旁开1.5寸	①头痛、目眩。②癫痫
承光 Chéngguāng（BL6）	在头部，前发际正中直上2.5寸，旁开1.5寸	①头痛、目眩。②鼻塞。③热病
通天 Tōngtiān（BL7）	在头部，前发际正中直上4寸，旁开1.5寸	①头痛、眩晕。②鼻塞、鼻出血、鼻窦炎等鼻部病症
络却 Luòquè（BL8）	在头部，前发际正中直上5.5寸，旁开1.5寸	①头晕。②目视不明、耳鸣

穴位	定位	主治
玉枕 Yùzhěn（BL9）	在头部，横平枕外隆凸上缘，后发际正中线旁开1.3寸	①头项痛、目痛。②鼻塞
天柱 Tiānzhù（BL10）	在颈后区，横平第2颈椎棘突上际，斜方肌外缘凹陷中	①后头痛、项强、肩背腰痛等痹证。②鼻塞。③癫狂痫（精神分裂症、癫痫）。④热病
大杼 Dàzhù（BL11）	在背部，第1胸椎棘突下，后正中线旁开1.5寸	①咳嗽、发热、头痛。②肩背痛、颈项拘急
风门 Fēngmén（BL12）	在背部，第2胸椎棘突下，后正中线旁开1.5寸	①伤风咳嗽、发热头痛等外感病症。②项强、胸背痛
肺俞 Fèishū（BL13）	在背部，第3胸椎棘突下，后正中线旁开1.5寸	①咳嗽、气喘、咯血等肺疾。②骨蒸潮热、盗汗等阴虚病症
厥阴俞 Juéyīnshū（BL14）	在背部，第4胸椎棘突下，后正中线旁开1.5寸	①心痛、心悸。②咳嗽、胸闷。③呕吐
心俞 Xīnshū（BL15）	在背部，第5胸椎棘突下，后正中线旁开1.5寸	①心痛、惊悸、失眠、健忘、癫痫等心与神志病变。②咳嗽、吐血。③盗汗、遗精
督俞 Dūshū（BL16）	在背部，第6胸椎棘突下，后正中线旁开1.5寸	①心痛、胸闷。②寒热、气喘。③腹胀、腹痛、肠鸣、呃逆等胃肠病症

穴位	定位	主治
膈俞 Géshū（BL17）	在背部，第7胸椎棘突下，后正中线旁开1.5寸	①呕吐、呃逆、气喘、吐血等上逆之证。②贫血。③瘾疹（荨麻疹）、皮肤瘙痒。④潮热、盗汗
肝俞 Gānshū（BL18）	在背部，第9胸椎棘突下，后正中线旁开1.5寸	①胁痛、黄疸等肝胆病症。②目赤、目视不明、夜盲、迎风流泪等目疾。③癫狂痫（精神分裂症、癫痫）。④脊背痛
胆俞 Dǎnshū（BL19）	在背部，第10胸椎棘突下，后正中线旁开1.5寸	①黄疸、口苦、胁痛等肝胆病症。②肺结核、潮热
脾俞 Píshū（BL20）	在背部，第11胸椎棘突下，后正中线旁开1.5寸	①腹胀、纳呆、呕吐、腹泻、痢疾、便血、水肿等脾胃肠腑病症。②背痛
胃俞 Wèishū（BL21）	在背部，第12胸椎棘突下，后正中线旁开1.5寸	胃脘痛、呕吐、腹胀、肠鸣等胃疾
三焦俞 Sānjiāoshū（BL22）	在腰部，第1腰椎棘突下，后正中线旁开1.5寸	①肠鸣、腹胀、呕吐、腹泻、痢疾等脾胃肠腑病症。②小便不利、水肿等三焦气化不利病症。③腰背强痛
肾俞 Shènshū（BL23）	在腰部，第2腰椎棘突下，后正中线旁开1.5寸	①头晕、耳鸣、耳聋、腰酸痛等肾虚病症。②遗尿、遗精、阳痿、早泄、不育等生殖泌尿系统疾患。③月经不调、带下、不孕等妇科病症

穴位	定位	主治
气海俞 Qìhǎishū（BL24）	在腰部，第3腰椎棘突下，后正中线旁开1.5寸	①肠鸣腹胀。②痛经。③腰痛
大肠俞 Dàchángshū（BL25）	在腰部，第4腰椎棘突下，后正中线旁开1.5寸	①腰腿痛。②腹胀、腹泻、便秘等胃肠病症
关元俞 Guānyuánshū（BL26）	在腰部，第5腰椎棘突下，后正中线旁开1.5寸	①腹胀、腹泻。②腰骶痛。③小便频数或不利、遗尿
小肠俞 Xiǎochángshū （BL27）	在骶部，横平第1骶后孔，骶正中嵴旁开1.5寸	①遗精、遗尿、尿血、尿痛、带下等泌尿生殖系统疾患。②腹泻、痢疾。③疝气。④腰骶痛
膀胱俞 Pángguāngshū （BL28）	在骶部，横平第2骶后孔，骶正中嵴旁开1.5寸	①小便不利、遗尿等膀胱气化功能失调病症。②腰骶痛。③腹泻、便秘
中膂俞 Zhōnglǚshū（BL29）	在骶部，横平第3骶后孔，骶正中嵴旁开1.5寸	①腹泻。②疝气。③腰骶痛
白环俞 Báihuánshū（BL30）	在骶部，横平第4骶后孔，骶正中嵴旁开1.5寸	①遗尿、遗精。②月经不调、带下。③疝气。④腰骶痛
上髎 Shàngliáo（BL31）	在骶区，正对第1骶后孔中	①大小便不利。②月经不调、带下、阴挺（子宫、阴道脱垂）等妇科病症。③遗精、阳痿。④腰骶痛

穴位	定位	主治
次髎 Cìliáo（BL32）	在骶部，正对第2骶后孔中	①月经不调、痛经、带下等妇科病症。②小便不利。③遗精。④疝气。⑤腰骶痛、下肢痿痹
中髎 Zhōngliáo（BL33）	在骶部，正对第3骶后孔中	①便秘、腹泻。②小便不利。③月经不调、带下。④腰骶痛
下髎 Xiàliáo（BL34）	在骶部，正对第4骶后孔中	①腹痛、便秘。②小便不利。③带下。④腰骶痛
会阳 Huìyáng（BL35）	在臀部，尾骨端旁开0.5寸	①痔疮、腹泻。②阳痿。③带下
承扶 Chéngfú（BL36）	在臀部，臀沟的中点	①腰、骶、臀、股部疼痛。②痔疮
殷门 Yīnmén（BL37）	在股后侧，臀沟下6寸，股二头肌与半腱肌之间	腰痛、下肢痿痹
浮郄 Fúxì（BL38）	在膝后侧，腘横纹上1寸，股二头肌腱的内侧缘	①股腘部疼痛、麻木。②便秘
委阳 Wěiyáng（BL39）	在膝部后外侧，腘横纹上，股二头肌腱的内侧缘	①腹满、小便不利。②腰脊强痛、腿足挛痛

穴位	定位	主治
委中 Wěizhōng（BL40）	在膝后区，腘横纹中点	①腰背痛、下肢痿痹等腰及下肢病症。②腹痛、急性吐泻。③小便不利、遗尿。④丹毒
附分 Fùfēn（BL41）	在背部，第2胸椎棘突下，后正中线旁开3寸	颈项强痛、肩周炎、背拘急、肘臂麻木等痹证
魄户 Pòhù（BL42）	在背部，第3胸椎棘突下，后正中线旁开3寸	①咳嗽、气喘、肺结核等肺疾。②项强、肩周炎、背痛
膏肓 Gāohuāng（BL43）	在背部，第4胸椎棘突下，后正中线旁开3寸	①咳嗽、气喘、肺结核等肺之虚损证。②肩胛痛。③健忘、遗精、盗汗等虚劳诸疾
神堂 Shéntáng（BL44）	在背部，第5胸椎棘突下，后正中线旁开3寸	①咳嗽、气喘、胸闷等肺胸病症。②脊背强痛
譩譆 Yìxǐ（BL45）	在背部，第6胸椎棘突下，后正中线旁开3寸	①咳嗽、气喘。②肩周炎、背痛。③寒战发热（疟疾）、热病
膈关 Géguān（BL46）	在背部，第7胸椎棘突下，后正中线旁开3寸	①胸闷、嗳气、呕吐等气上逆之病症。②脊背强痛
魂门 Húnmén（BL47）	在背部，第9胸椎棘突下，后正中线旁开3寸	①胸胁痛（肋间神经痛）、背痛。②呕吐、腹泻

穴位	定位	主治
阳纲 Yánggāng（BL48）	在背部，第10胸椎棘突下，后正中线旁开3寸	①肠鸣、腹痛、腹泻等胃肠病症。②黄疸。③消渴（糖尿病）
意舍 Yìshè（BL49）	在背部，第11胸椎棘突下，后正中线旁开3寸	腹胀、肠鸣、呕吐、腹泻等胃肠病症
胃仓 Wèicāng（BL50）	在背部，第12胸椎棘突下，后正中线旁开3寸	①胃脘痛、腹胀、小儿食积等脾胃病症。②水肿。③背脊痛
肓门 Huāngmén（BL51）	在腰部，第1腰椎棘突下，后正中线旁开3寸	①腹痛、痞块（腹部肿块）、便秘等腹部疾患。②乳房肿痛、乳腺疾病
志室 Zhìshì（BL52）	在腰部，第2腰椎棘突下，后正中线旁开3寸	①遗精、阳痿等肾虚病症。②小便不利、水肿。③腰脊强痛
胞肓 Bāohuāng（BL53）	在臀部，横平第2骶后孔，骶正中嵴旁开3寸	①肠鸣、腹胀、便秘等胃肠病症。②癃闭（神经性膀胱功能失调）。③腰脊强痛
秩边 Zhìbiān（BL54）	在臀部，横平第4骶后孔，骶正中嵴旁开3寸	①腰骶痛（坐骨神经痛）、下肢痿痹等腰及下肢病症。②小便不利。③便秘、痔疮。④阴痛
合阳 Héyáng（BL55）	在小腿后区，腘横纹下2寸，腓肠肌内、外侧头之间	①腰脊强痛、下肢痿痹。②疝气。③崩漏

穴位	定位	主治
承筋 Chéngjīn（BL56）	在小腿后侧，腘横纹下 5 寸，腓肠肌两肌腹之间	①小腿痛、抽筋、腰背拘急。②痔疮
承山 Chéngshān（BL57）	在小腿后侧，腓肠肌两肌腹与跟腱交角处	①腰背痛、小腿抽筋。②痔疮、便秘
飞扬 Fēiyáng（BL58）	在小腿后外侧，腓肠肌外下缘与跟腱移行处，约当昆仑（BL60）直上 7 寸	①头痛、目眩、鼻塞、鼻出血。②腰背痛、腿软无力。③痔疮
跗阳 Fūyáng（BL59）	在小腿后外侧，昆仑（BL60）直上 3 寸，腓骨与跟腱之间	①腰骶痛、外踝肿痛等腰、下肢痹证。②头痛
昆仑 Kūnlún（BL60）	在踝后外侧，外踝尖与跟腱之间的凹陷中	①后头痛、项强、腰骶疼痛、足踝肿痛等痛证。②癫痫。③滞产
仆参 Púcān（BL61）	在足外侧，昆仑（BL60）直下，跟骨外侧，赤白肉际处	①下肢痿痹、足跟痛。②癫痫
申脉 Shēnmài（BL62）	在足外侧，外踝尖直下，外踝下缘与跟骨之间凹陷中	①头痛、眩晕。②癫狂痫（精神分裂症、癫痫等）、失眠等疾患。③腰腿酸痛
金门 Jīnmén（BL63）	在足背，外踝前缘直下，第 5 跖骨粗隆后方，骰骨下缘凹陷中	①头痛、腰痛、下肢痿痹、外踝痛等痛证、痹证。②癫痫。③小儿惊风

穴位	定位	主治
京骨 Jīnggǔ（BL64）	在足外侧，第5跖骨粗隆前下方，赤白肉际处	①头痛、项强。②腰腿痛。③癫痫
束骨 Shùgǔ（BL65）	在足外侧，第5跖趾关节的近端，赤白肉际处	①头痛、项强、目眩等头部疾患。②腰腿痛。③癫狂（精神分裂症）
足通谷 Zútōnggǔ（BL66）	在足趾，第5跖趾关节的远端，赤白肉际处	①头痛、项强。②鼻出血。③癫狂（精神分裂症）
至阴 Zhìyīn（BL67）	在足趾，小趾末节外侧，趾甲根角侧后方0.1寸	①胎位不正。②头痛、目痛。③鼻塞、鼻出血

8. 足少阴肾经腧穴

(Points of Kidney Meridian of Foot Shaoyin, KI)

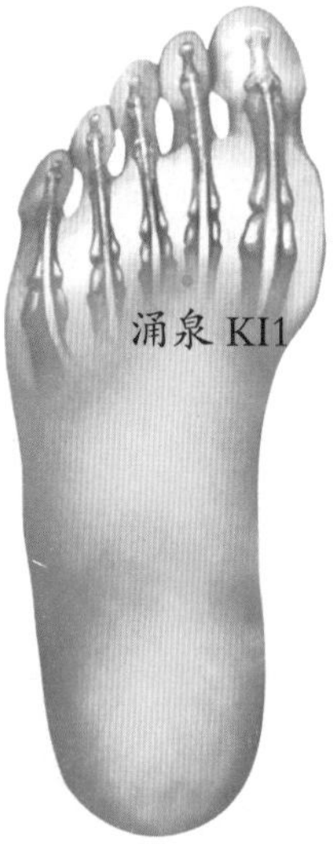
涌泉 KI1

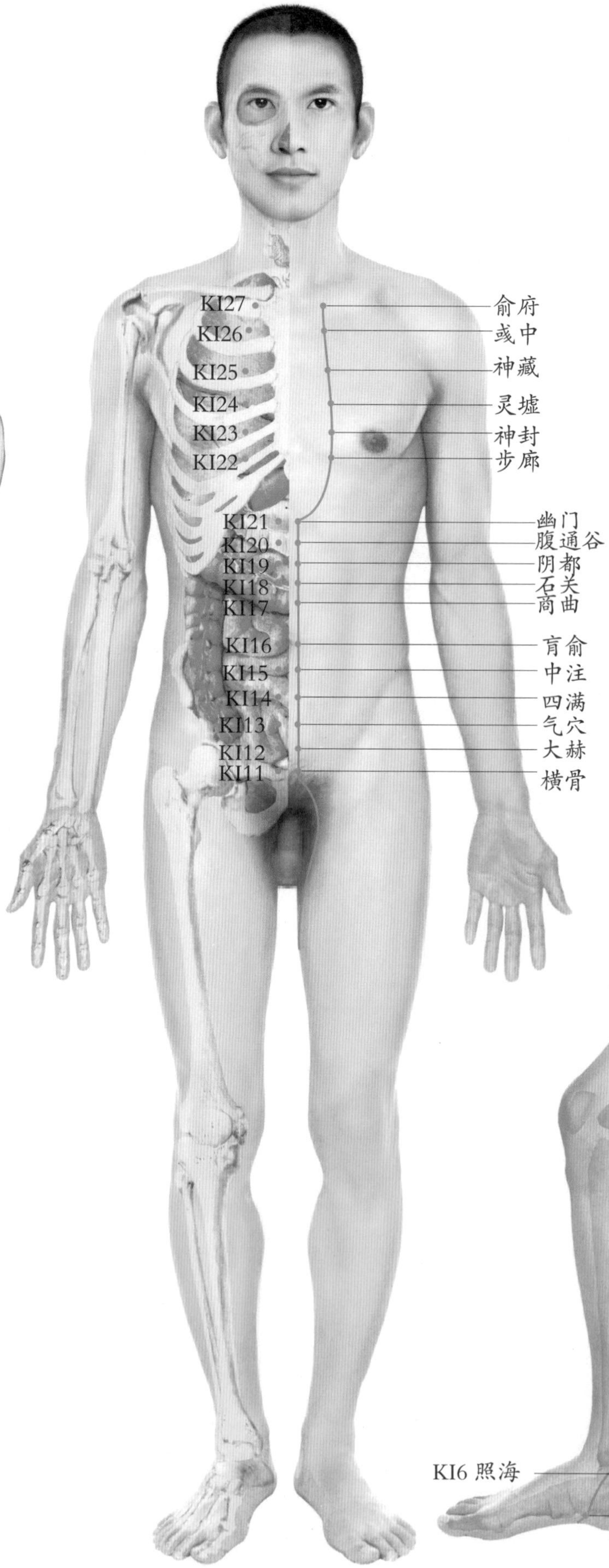
KI27
KI26
KI25
KI24
KI23
KI22
KI21
KI20
KI19
KI18
KI17
KI16
KI15
KI14
KI13
KI12
KI11
俞府
彧中
神藏
灵墟
神封
步廊
幽门
腹通谷
阴都
石关
商曲
肓俞
中注
四满
气穴
大赫
横骨

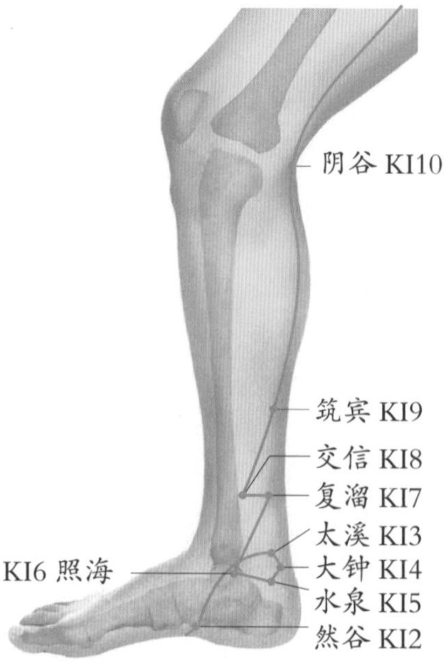
阴谷 KI10
筑宾 KI9
交信 KI8
复溜 KI7
太溪 KI3
大钟 KI4
KI6 照海
水泉 KI5
然谷 KI2

穴位	定位	主治
涌泉 Yǒngquán（KI1）	在足底，屈足卷趾时足心最凹陷中	①昏厥、中暑、小儿惊风、癫狂病（癫痫、精神分裂症）等急症及神志病患。②头痛、头晕、目眩、失眠。③咯血、咽喉肿痛、喉痹（扁桃体炎）等肺系病症。④大便难、小便不利。⑤奔豚气（少腹气上冲胸、疼痛剧烈）。⑥足心热
然谷 Rángǔ（KI2）	在足内侧，足舟骨粗隆下方，赤白肉际处	①月经不调、阴挺（子宫、阴道脱垂）、外阴瘙痒、白浊等妇科病。②遗精、阳痿、小便不利等泌尿生殖系统疾患。③咯血、咽喉肿痛。④消渴（糖尿病）。⑤腹泻。⑥小儿脐风、口噤
太溪 Tàixī（KI3）	在踝后内侧，内踝尖与跟腱之间的凹陷中	①头痛、目眩、失眠、健忘、遗精、阳痿等肾虚证。②咽喉肿痛、齿痛、耳鸣、耳聋等阴虚性五官病症。③咳嗽、气喘、咯血、胸痛等肺部疾患。④消渴（糖尿病）、小便频数、便秘。⑤月经不调。⑥腰脊痛、下肢厥冷
大钟 Dàzhōng（KI4）	在足内侧，内踝后下方，跟骨上缘，跟腱附着部前缘凹陷中	①痴呆。②癃闭（神经性膀胱功能失调）、遗尿、便秘。③月经不调。④咯血、气喘。⑤腰脊强痛、足跟痛
水泉 Shuǐquán（KI5）	在足内侧，太溪（KI3）直下1寸，跟骨结节内侧凹陷中	①月经不调、痛经、经闭、阴挺（子宫、阴道脱垂）等妇科病。②小便不利
照海 Zhàohǎi（KI6）	在足内侧，内踝尖下1寸，内踝下缘边际凹陷中	①失眠、癫痫等精神、神志疾患。②咽喉干痛、目赤肿痛等五官热性疾患。③月经不调、带下、阴挺（子宫、阴道脱垂）等妇科病。④小便频数、癃闭（神经性膀胱功能失调）
复溜 Fùliū（KI7）	在小腿后内侧，内踝尖直上2寸，跟腱的前缘	①水肿、汗证（无汗或多汗）等津液输布失调疾患。②腹胀、腹泻等胃肠疾患。③腰脊强痛、下肢痿痹

穴位	定位	主治
交信 Jiāoxìn（KI8）	在小腿内侧，内踝尖上2寸，胫骨内侧缘后际凹陷中	①月经不调、崩漏、阴挺（子宫、阴道脱垂）、外阴瘙痒等妇科病。②疝气。③五淋（前列腺炎、泌尿系统结石等泌尿生殖系统疾患）。④腹泻、便秘、痢疾等胃肠病症
筑宾 Zhùbīn（KI9）	在小腿后内侧，太溪（KI3）直上5寸，比目鱼肌与跟腱之间	①癫狂（精神分裂症）。②疝气。③呕吐涎沫、吐舌。④小腿内侧痛
阴谷 Yīngǔ（KI10）	在膝后内侧，腘横纹上，半腱肌肌腱外侧缘	①癫狂（精神分裂症）。②阳痿、小便不利、月经不调、崩漏等泌尿生殖系疾患。③膝股内侧痛
横骨 Hénggǔ（KI11）	在下腹部，脐中下5寸，前正中线旁开0.5寸	①少腹胀痛。②小便不利、遗尿、遗精、阳痿等泌尿生殖系统疾患。③疝气
大赫 Dàhè（KI12）	在下腹部，脐中下4寸，前正中线旁开0.5寸	①遗精、阳痿等男科病症。②阴挺（子宫、阴道脱垂）、带下等妇科疾患
气穴 Qìxué（KI13）	在下腹部，脐中下3寸，前正中线旁开0.5寸	①奔豚气（少腹气上冲胸、疼痛剧烈）。②月经不调、带下。③小便不利。④腹泻
四满 Sìmǎn（KI14）	在下腹部，脐中下2寸，前正中线旁开0.5寸	①月经不调、崩漏、带下、产后恶露不净等妇产科病症。②遗精、遗尿。③小腹痛，腹部肿块、疝气等腹部疾患。④便秘、水肿
中注 Zhōngzhù（KI15）	在下腹部，脐中下1寸，前正中线旁开0.5寸	①月经不调。②腹痛、便秘、腹泻等胃肠疾患
肓俞 Huāngshū（KI16）	在上腹部，脐中旁开0.5寸	①腹痛、腹胀、腹泻、便秘等胃肠病症。②月经不调。③疝气

穴位	定位	主治
商曲 Shāngqū（KI17）	在上腹部，脐中上2寸，前正中线旁开0.5寸	①胃痛、腹痛、腹胀、腹泻、便秘等胃肠病症。②腹中积聚
石关 Shíguān（KI18）	在上腹部，脐中上3寸，前正中线旁开0.5寸	①胃痛、呕吐、腹痛、腹胀、便秘等胃肠病症。②不孕
阴都 Yīndū（KI19）	在上腹部，脐中上4寸，前正中线旁开0.5寸	胃痛、腹胀、便秘等胃肠病症
腹通谷 Fùtōnggǔ（KI20）	在上腹部，脐中上5寸，前正中线旁开0.5寸	①腹痛、腹胀、胃痛、呕吐等胃肠病症。②心痛、心悸、胸痛等心胸疾患
幽门 Yōumén（KI21）	在上腹部，脐中上6寸，前正中线旁开0.5寸	呕吐、腹痛、腹胀、腹泻等胃肠病症
步廊 Bùláng（KI22）	在前胸部，第5肋间隙，前正中线旁开2寸	①胸痛、咳嗽、气喘等胸肺疾患。②乳房肿痛
神封 Shénfēng（KI23）	在前胸部，第4肋间隙，前正中线旁开2寸	①胸胁支满（肺气肿）、咳嗽、气喘等胸肺疾患。②乳房肿痛。③呕吐、不嗜食
灵墟 Língxū（KI24）	在前胸部，第3肋间隙，前正中线旁开2寸	①胸胁支满（肺气肿）、咳嗽、气喘等胸肺疾患。②乳房肿痛。③呕吐
神藏 Shéncáng（KI25）	在前胸部，第2肋间隙，前正中线旁开2寸	①胸胁支满（肺气肿）、咳嗽、气喘等胸肺疾患。②呕吐、不嗜食
彧中 Yùzhōng（KI26）	在前胸部，第1肋间隙，前正中线旁开2寸	胸胁支满（肺气肿）、咳嗽、气喘、痰涌等肺系病症
俞府 Shūfǔ（KI27）	在前胸部，锁骨下缘，前正中线旁开2寸	咳嗽、气喘、胸痛等胸肺疾患

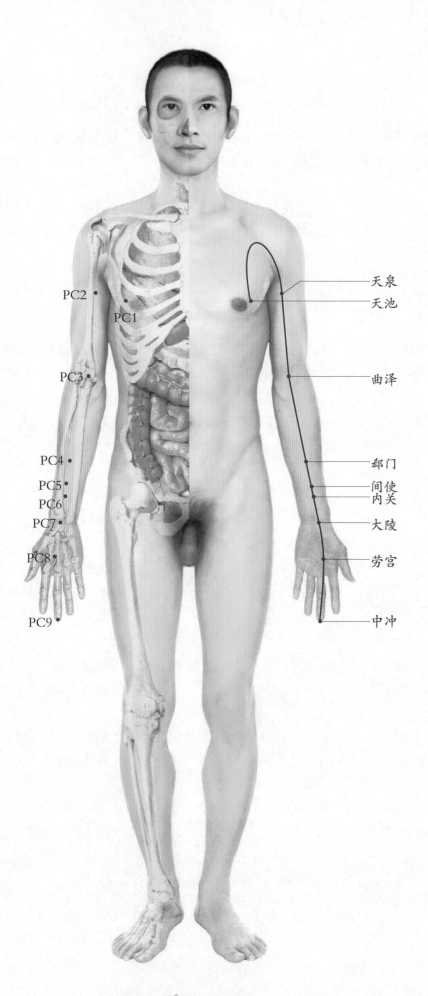

9

手厥阴心包经腧穴

(Points of Pericardium Meridian of Hand Jueyin, PC)

PC2

PC1

PC3

PC4

PC5

PC6

PC7

PC8

PC9

天泉
天池

曲泽

郄门
间使
内关
大陵
劳宫

中冲

穴位	定位	主治
天池 Tiānchí（PC1）	在前胸部，第4肋间隙，前正中线旁开5寸	①咳嗽、痰多、胸闷、气喘、胸痛等肺心病症。②乳房肿痛
天泉 Tiānquán（PC2）	在臂前区，腋前纹头下2寸，肱二头肌的长、短头之间	①心痛、咳嗽、胸胁胀满等心肺病症。②胸背及上臂内侧痛
曲泽 Qūzé（PC3）	在肘前侧，肘横纹上，肱二头肌腱的尺侧缘凹陷中	①心痛、心悸、善惊等心系病症。②胃痛、呕血、呕吐等热性病症。③热病。④肘臂挛痛（网球肘）
郄门 Xìmén（PC4）	在前臂前侧，腕掌侧远端横纹上5寸，掌长肌腱与桡侧腕屈肌腱之间	①急性心痛、心悸、心烦、胸痛等心脏疾病。②咯血、呕血、黏膜出血等热性出血证。③疔疮。④癫痫
间使 Jiānshǐ（PC5）	在前臂前侧，腕掌侧远端横纹上3寸，掌长肌腱与桡侧腕屈肌腱之间	①心痛、心悸等心脏疾病。②胃痛、呕吐等热性胃病。③热病、寒战发热（疟疾）。④癫狂痫（癫痫、精神分裂症）
内关 Nèiguān（PC6）	在前臂前侧，腕掌侧远端横纹上2寸，掌长肌腱与桡侧腕屈肌腱之间	①心痛、胸闷、心动过速或过缓等心脏疾病。②胃痛、呕吐、呃逆等胃腑病症。③中风。④失眠、郁证、癫狂痫（癫痫、精神分裂症）等神志病症。⑤眩晕症、如晕车、晕船、耳源性眩晕。⑥肘臂挛痛（网球肘）
大陵 Dàlíng（PC7）	在腕前侧，腕掌侧远端横纹中，掌长肌腱与桡侧腕屈肌腱之间	①心痛、心悸胸胁满痛。②胃痛、呕吐、口臭等胃腑病症。③喜笑悲恐、癫狂痫（癫痫、精神分裂症）等神志疾患。④肘臂挛痛（网球肘）
劳宫 Láogōng（PC8）	在手掌，横平第3掌指关节近端，第2、3掌骨之间偏于第3掌骨	①中风昏迷、中暑等急症。②心痛、烦闷、癫狂痫（癫痫、精神分裂症）等神志疾患。③口疮、口臭。④鹅掌风（手癣、湿疹）
中冲 Zhōngchōng（PC9）	在手指，中指末节最高点	中风昏迷、舌强不语、中暑、昏厥、小儿惊风等急症

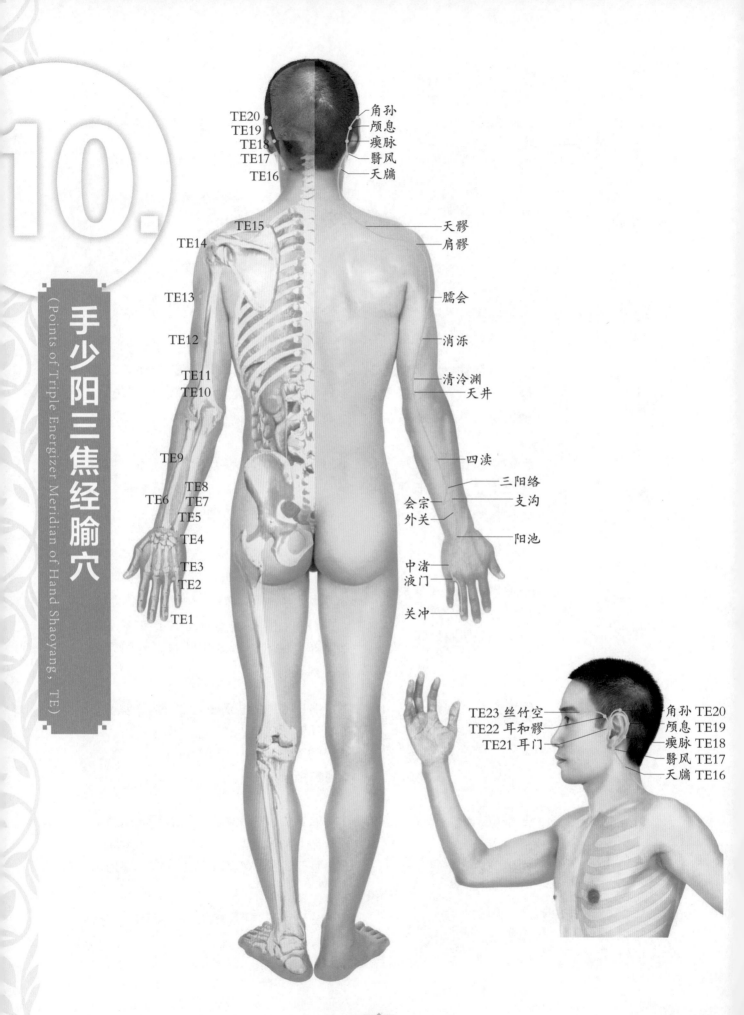

10.

手少阳三焦经腧穴

(Points of Triple Energizer Meridian of Hand Shaoyang, TE)

TE20
TE19
TE18
TE17
TE16

角孙
颅息
瘈脉
翳风
天牖

TE15
TE14
TE13
TE12
TE11
TE10
TE9
TE8
TE7
TE6
TE5
TE4
TE3
TE2
TE1

天髎
肩髎
臑会
消泺
清冷渊
天井

四渎
三阳络
会宗
支沟
外关
阳池

中渚
液门

关冲

TE23 丝竹空
TE22 耳和髎
TE21 耳门

角孙 TE20
颅息 TE19
瘈脉 TE18
翳风 TE17
天牖 TE16

50

穴位	定位	主治
关冲 Guānchōng（TE1）	在手指，第4指末节尺侧，指甲根角侧上方0.1寸（指寸）	①头痛、目赤、耳鸣、耳聋、喉痹（扁桃体炎）、舌强等头面五官病症。②热病、中暑
液门 Yèmén（TE2）	在手背，第4、5指间，指蹼缘上方赤白肉际凹陷中	①头痛、目赤、耳鸣、耳聋、喉痹（扁桃体炎）等头面五官热性病症。②寒战发热（疟疾）。③手臂痛
中渚 Zhōngzhǔ（TE3）	在手背，第4、5掌骨间，第4掌指关节近端凹陷中	①头痛、目赤、耳鸣、耳聋、喉痹（扁桃体炎）等头面五官病症。②热病。③颈背综合征、肘臂酸痛（网球肘）、手指不能屈伸
阳池 Yángchí（TE4）	在腕后侧，腕背侧远端横纹上，指伸肌腱的尺侧缘凹陷中	①目赤肿痛、耳聋、喉痹（扁桃体炎）等五官病症。②消渴（糖尿病）。③腕痛、肩周炎、臂痛
外关 Wàiguān（TE5）	在前臂后侧，腕背侧远端横纹上2寸，尺骨与桡骨间隙中点	①热病。②头痛、目赤肿痛、耳鸣、耳聋等头面五官病症。③颈淋巴结结核（炎）。④胁肋痛（肋间神经痛）。⑤上肢痿痹不遂
支沟 Zhīgōu（TE6）	在前臂后侧，腕背侧远端横纹上3寸，尺骨与桡骨间隙中点	①便秘。②耳鸣、耳聋。③暴喑（急性喉炎）。④颈淋巴结结核（炎）。⑤胁肋痛（肋间神经痛）。⑥热病
会宗 Huìzōng（TE7）	在前臂后侧，腕背侧远端横纹上3寸，尺骨的桡侧缘	①耳聋。②痫证（发作性神志异常）。③上肢痹痛
三阳络 Sānyángluò（TE8）	在前臂后侧，腕背侧远端横纹上4寸，尺骨与桡骨间隙中点	①耳聋、暴喑（急性喉炎）、齿痛等五官病症。②手臂痛

穴位	定位	主治
四渎 Sìdú（TE9）	在前臂后侧，尺骨鹰嘴尖下5寸，尺骨与桡骨间隙中点	①耳聋、暴喑（急性喉炎）、齿痛、咽喉肿痛等五官病症。②手臂痛
天井 Tiānjǐng（TE10）	在肘后侧，尺骨鹰嘴尖上1寸凹陷中	①耳聋。②癫痫。③颈淋巴结结核（炎）、瘿气（甲状腺肿大）。④偏头痛、胁肋痛（肋间神经痛）、颈、项、肩周炎、臂痛等痛证
清冷渊 Qīnglíngyuān （TE11）	在臂后侧，尺骨鹰嘴尖与肩峰角连线上，尺骨鹰嘴尖上2寸	头痛、目痛、胁痛、肩周炎、臂痛等痛证
消泺 Xiāoluò（TE12）	在臂后侧，尺骨鹰嘴尖与肩峰角连线上，鹰嘴尖上5寸	头痛、齿痛、项背痛等痛证
臑会 Nàohuì（TE13）	在臂后侧，在尺骨鹰嘴尖与肩峰角连线上，与三角肌的后缘相交处	①颈淋巴结结核（炎）。②瘿气（甲状腺肿大）。③上肢痹痛
肩髎 Jiānliáo（TE14）	在肩带部，肩峰角与肱骨大结节两骨间凹陷中	肩臂挛痛不遂
天髎 Tiānliáo（TE15）	在肩带部，肩胛骨上角骨际凹陷中	肩周炎、臂痛、颈项强急
天牖 Tiānyǒu（TE16）	在颈前部，横平下颌角，胸锁乳突肌的后缘凹陷中	①头痛、头眩、项强、目不明、暴聋、鼻出血、喉痹（扁桃体炎）等头项、五官病症。②颈淋巴结结核（炎）。③肩周炎、背痛
翳风 Yìfēng（TE17）	在颈部，耳垂后方，乳突下端前方凹陷中	①耳鸣、耳聋等耳疾。②口眼歪斜、牙关紧闭、颊肿等。③颈淋巴结结核（炎）

穴位	定位	主治
瘈脉 Chìmài（TE18）	在头部，乳突中央，角孙（TE20）与翳风（TE17）沿耳轮弧形连线的上 2/3 与下 1/3 的交点处	①头痛、耳鸣、耳聋。②小儿惊风
颅息 Lúxī（TE19）	在头部，角孙（TE20）与翳风（TE17）沿耳轮弧形连线的上 1/3 与下 2/3 的交点处	①头痛、耳鸣、耳聋。②小儿惊风
角孙 Jiǎosūn（TE20）	在头部，耳尖正对发际处	①头痛、项强。②目赤肿痛、目翳（白内障）。③齿痛、颊肿
耳门 Ěrmén（TE21）	在面部，耳屏上切迹与下颌骨髁突之间的凹陷中	①耳鸣、耳聋、中耳炎等耳疾。②齿痛、颊颌痛
耳和髎 Ěrhéliáo（TE22）	在头部，鬓发后缘，耳郭根的前方，颞浅动脉的后缘	①头痛、耳鸣。②牙关紧闭、口歪
丝竹空 Sīzhúkōng（TE23）	在头部，眉梢凹陷中	①癫痫。②头痛、目眩、目赤肿痛、眼睑𝜍动等头目病症。③齿痛

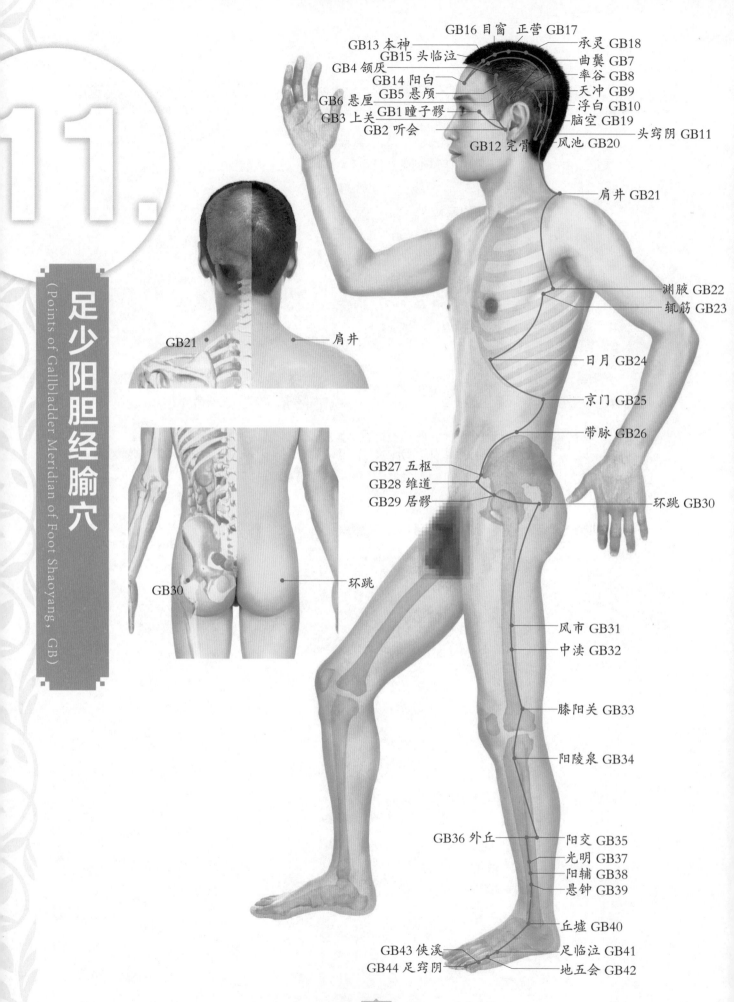

11.

GB16 目窗　正营 GB17
GB13 本神
GB15 头临泣　　　　承灵 GB18
GB4 颔厌　　　　　　　　　　曲鬓 GB7
GB14 阳白　　　　　　　率谷 GB8
GB6 悬厘　　GB5 悬颅　　　天冲 GB9
GB3 上关　GB1 瞳子髎　　　浮白 GB10
GB2 听会　　　　　脑空 GB19
风池 GB20　　头窍阴 GB11
GB12 完骨

肩井 GB21

GB21　　　　肩井

渊腋 GB22
辄筋 GB23

日月 GB24

京门 GB25

带脉 GB26

GB27 五枢
GB28 维道
GB29 居髎　　　　　　　环跳 GB30

GB30　　　　环跳

风市 GB31

中渎 GB32

膝阳关 GB33

阳陵泉 GB34

GB36 外丘　　　　阳交 GB35
光明 GB37
阳辅 GB38
悬钟 GB39

丘墟 GB40

GB43 侠溪　　　　足临泣 GB41
GB44 足窍阴　　　　地五会 GB42

54

穴位	定位	主治
瞳子髎 Tóngzǐliáo（GB1）	在头部，目外眦外侧 0.5 寸凹陷中	①头痛。②目赤肿痛、羞明流泪、目翳（白内障）等目疾
听会 Tīnghuì（GB2）	在面部，耳屏间切迹与下颌骨髁突之间的凹陷中	①耳鸣、耳聋、中耳炎等耳疾。②齿痛、口眼歪斜
上关 Shàngguān（GB3）	在头部，颧弓上缘中央凹陷中	①耳鸣、耳聋、中耳炎等耳疾。②齿痛、面痛、口眼歪斜、口噤等面口病症
颔厌 Hànyàn（GB4）	在头部，从头维（ST8）至曲鬓（GB7）的弧形连线（其弧度与鬓发弧度相应）的上 1/4 与下 3/4 交点处	①偏头痛、眩晕。②惊痫。③耳鸣、目外眦痛、齿痛等五官病症
悬颅 Xuánlú（GB5）	在头部，从头维（ST8）至曲鬓（GB7）的弧形连线（其弧度与鬓发弧度相应）的中点处	①偏头痛。②目赤肿痛。③齿痛
悬厘 Xuánlí（GB6）	在头部，从头维（ST8）至曲鬓（GB7）的弧形连线（其弧度与鬓发弧度相应）的上 3/4 与下 1/4 交点处	①偏头痛。②目赤肿痛。③耳鸣
曲鬓 Qūbìn（GB7）	在头部，鬓角发际后缘与耳尖水平线的交点处	头痛连齿、颊颔肿等头面病症
率谷 Shuàigǔ（GB8）	在头部，耳尖直上入发际 1.5 寸	①头痛、眩晕。②小儿急、慢惊风
天冲 Tiānchōng（GB9）	在头部，耳根后缘直上，入发际 2 寸	①头痛。②癫痫。③牙龈肿痛

穴位	定位	主治
浮白 Fúbái（GB10）	在头部，耳后乳突的后上方，从天冲（GB9）至完骨（GB12）的弧形连线（其弧度与耳郭弧度相应）的上 1/3 与下 2/3 交点处	①头痛、耳鸣、耳聋、齿痛等头面病症。②瘿气（甲状腺肿大）
头窍阴 Tóuqiàoyīn（GB11）	在头部，耳后乳突的后上方，从天冲（GB9）至完骨（GB12）的弧形连线（其弧度与耳郭弧度相应）的上 2/3 与下 1/3 交点处	①头痛、眩晕、颈项强痛等头项病症。②耳鸣、耳聋
完骨 Wángǔ（GB12）	在颈部，耳后乳突的后下方凹陷中	①癫痫。②头痛、颈项强痛、喉痹（扁桃体炎）、颊肿、齿痛、口歪等头项五官病症
本神 Běnshén（GB13）	在头部，前发际上 0.5 寸，头正中线旁开 3 寸	癫痫、小儿惊风、中风、头痛、目眩等内、外风邪为患
阳白 Yángbái（GB14）	在头部，眉上 1 寸，瞳孔直上	①前头痛。②目痛、视物模糊、眼睑瞤动等目疾
头临泣 Tóulínqì（GB15）	在头部，前发际上 0.5 寸，瞳孔直上	①头痛。②目痛、目眩、流泪、目翳（白内障）等目疾。③鼻塞、鼻窦炎。④小儿惊痫
目窗 Mùchuāng（GB16）	在头部，前发际上 1.5 寸，瞳孔直上	①头痛。②目痛、目眩、远视、近视等目疾。③小儿惊痫
正营 Zhèngyíng（GB17）	在头部，前发际上 2.5 寸，瞳孔直上	头痛、头晕、目眩等头目病症
承灵 Chénglíng（GB18）	在头部，前发际上 4 寸，瞳孔直上	①头痛、眩晕。②目痛。③鼻窦炎、鼻出血、过敏性鼻炎等鼻疾

穴位	定位	主治
脑空 Nǎokōng（GB19）	在头部，横平枕外隆凸的上缘，风池（GB20）直上	①热病。②头痛、颈项强痛。③目眩、目赤肿痛、鼻痛、耳聋等五官病症。④惊悸、癫痫
风池 Fēngchí（GB20）	在项部，枕骨之下，胸锁乳突肌上端与斜方肌上端之间的凹陷中	①中风、癫痫、头痛、眩晕、耳鸣、耳聋等内风所致的病症。②感冒、鼻塞、鼻窦炎、鼻出血、目赤肿痛、口眼歪斜等外风所致的病症。③颈项强痛
肩井 Jiānjǐng（GB21）	在颈后部，第7颈椎棘突与肩峰最外侧点连线的中点	①颈项强痛、肩周炎、背疼痛、上肢不遂。②难产、乳房肿痛、乳汁不下、乳癖（乳房肿物）等妇产科及乳房疾患。③颈淋巴结结核（炎）
渊腋 Yuānyè（GB22）	在侧胸部，第4肋间隙中，腋中线上	①肺气肿、胁痛。②上肢痹痛
辄筋 Zhéjīn（GB23）	在侧胸部，第4肋间隙中，腋中线前1寸	①肺气肿、气喘。②呕吐、吞酸。③胁痛、腋下肿、肩周炎、背痛
日月 Rìyuè（GB24）	在前胸部，第7肋间隙，前正中线旁开4寸	①黄疸、胁肋疼痛等肝胆病症。②呕吐、吞酸、呃逆等肝胆犯胃病症
京门 Jīngmén（GB25）	在侧腹部，第12肋骨游离端的下际	①小便不利、水肿等水液代谢失调的病症。②腹胀、肠鸣、腹泻等胃肠病症。③腰痛、胁痛
带脉 Dàimài（GB26）	在侧腹部，第11肋骨游离端垂线与脐水平线的交点上	①月经不调、闭经、赤白带下等妇科经带病症。②疝气。③腰痛、胁痛

穴位	定位	主治
五枢 Wǔshū（GB27）	在下腹部，横平脐下 3 寸，髂前上棘内侧	①阴挺（子宫、阴道脱垂）、赤白带下、月经不调等妇科病症。②疝气。③少腹痛、腰胯痛
维道 Wéidào（GB28）	在下腹部，髂前上棘内下 0.5 寸	①阴挺（子宫、阴道脱垂）、赤白带下、月经不调等妇科病症。②疝气。③少腹痛、腰胯痛
居髎 Jūliáo（GB29）	在臀部，髂前上棘与股骨大转子最凸点连线的中点处	①腰腿痹痛、瘫痪。②疝气、少腹痛
环跳 Huántiào（GB30）	在臀部，股骨大转子最凸点与骶管裂孔连线的外 1/3 与内 2/3 交点处	①腰胯疼痛、下肢痿痹、半身不遂等腰腿疾患。②风疹
风市 Fēngshì（GB31）	在股外侧，腘横纹上 9 寸，髂胫束后缘	①下肢痿痹、麻木及半身不遂等下肢疾患。②遍身瘙痒
中渎 Zhōngdú（GB32）	在股外侧，腘横纹上 7 寸，髂胫束后缘	下肢痿痹、麻木及半身不遂等下肢疾患
膝阳关 Xīyángguān（GB33）	在膝外侧，股骨外上髁后上缘，股二头肌腱与髂胫束之间的凹陷中	膝腘肿痛、挛急及小腿麻木等下肢、膝关节疾患
阳陵泉 Yánglíngquán （GB34）	在小腿外侧，腓骨头前下方凹陷中	①黄疸、胁痛、口苦、呕吐、吞酸等肝胆犯胃病症。②膝肿痛、下肢痿痹及麻木等下肢、膝关节疾患。③小儿惊风
阳交 Yángjiāo（GB35）	在小腿外侧，外踝尖上 7 寸，腓骨后缘	①惊狂、癫痫等神志病症。②胸胁满痛。③下肢痿痹

穴位	定位	主治
外丘 Wàiqiū（GB36）	在小腿外侧，外踝尖上7寸，腓骨前缘	①癫狂（精神分裂症）。②胸胁胀满。③下肢痿痹
光明 Guāngmíng（GB37）	在小腿外侧，外踝尖上5寸，腓骨前缘	①目痛、夜盲。②乳房胀痛。③下肢痿痹
阳辅 Yángfǔ（GB38）	在小腿外侧，外踝尖上4寸，腓骨前缘	①偏头痛、目外眦痛、咽喉肿痛、腋下肿痛、胸胁满痛等头面躯体痛证。②下肢痿痹
悬钟 Xuánzhōng（GB39）	在小腿外侧，外踝尖上3寸，腓骨前缘	①痴呆、中风等髓海不足疾患。②颈项强痛、胸胁满痛、下肢痿痹
丘墟 Qiūxū（GB40）	在踝前外侧，外踝的前下方，趾长伸肌腱的外侧凹陷中	①目赤肿痛、目翳（白内障）等目疾。②颈项痛、腋下肿、胸胁痛（肋间神经痛）、外踝肿痛等痛证。③足内翻、足下垂
足临泣 Zúlínqì（GB41）	在足背，第4、5跖骨底结合部的前方，第5趾长伸肌腱外侧凹陷中	①偏头痛、目赤肿痛、胁肋疼痛、足跟疼痛等痛证。②月经不调、乳房肿痛
地五会 Dìwǔhuì（GB42）	在足背，第4、5跖骨间，第4跖趾关节近端凹陷中	①头痛、目赤肿痛、胁痛、足跟肿痛等痛证。②耳鸣、耳聋。③乳房肿痛
侠溪 Xiáxī（GB43）	在足背，第4、5趾间，趾蹼缘后方赤白肉际处	①惊悸。②头痛、眩晕、颊肿、耳鸣、耳聋、目赤痛等头面五官病症。③胁肋疼痛、膝股痛、足跟肿痛等痛证。④乳房肿痛。⑤热病
足窍阴 Zúqiàoyīn（GB44）	在足趾，第4趾末节外侧，趾甲根角侧后方0.1寸	①头痛、目赤肿痛、耳鸣、耳聋、咽喉肿痛等头面五官实热病症。②胸胁痛（肋间神经痛）、足跟肿痛

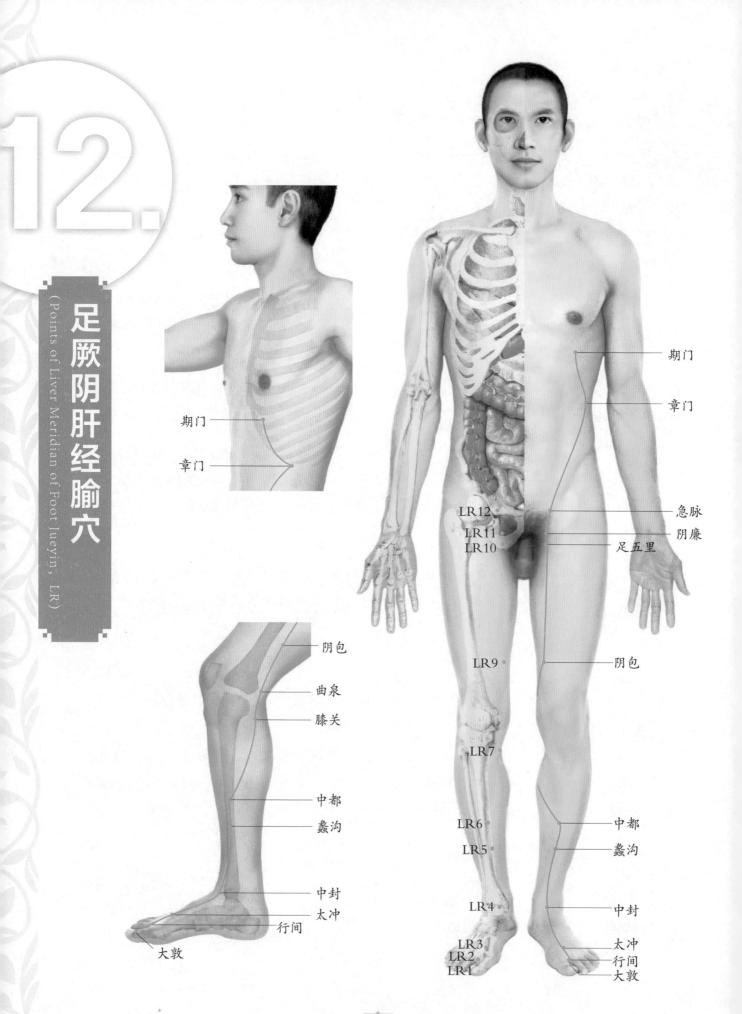

12

足厥阴肝经腧穴

(Points of Liver Meridian of Foot Jueyin, LR)

期门

章门

期门

章门

急脉

阴廉

足五里

LR12

LR11

LR10

阴包

阴包

曲泉

膝关

LR9

LR7

中都

蠡沟

LR6

LR5

中封

太冲

行间

LR4

中都

蠡沟

中封

太冲

行间

大敦

LR3

LR2

LR1

大敦

穴位	定位	主治
大敦 Dàdūn（LR1）	在足趾，大趾末节外侧，趾甲根角侧后方 0.1 寸	①疝气、少腹痛。②遗尿、癃闭（神经性膀胱功能失调）、五淋等泌尿系统病症。③月经不调、崩漏、阴缩、阴中痛、阴挺（子宫、阴道脱垂）等月经病及前阴病症。④癫痫、昏昏欲睡
行间 Xíngjiān（LR2）	在足背，第1、2趾间，趾蹼缘后方赤白肉际处	①中风、癫痫、头痛、目眩、目赤肿痛、青盲、口歪等肝经风热头目病症。②月经不调、痛经、闭经、崩漏、带下等妇科经带病症。③阴中痛、疝气。④遗尿、癃闭（神经性膀胱功能失调）等泌尿系统病症。⑤胸胁满痛
太冲 Tàichōng（LR3）	在足背，第1、2跖骨间，跖骨底结合部前方凹陷中，或触及动脉搏动	①中风、癫狂痫（癫痫、精神分裂症）、小儿惊风；头痛、眩晕、耳鸣、目赤肿痛、口歪、咽痛等肝经风热病症。②月经不调、痛经、经闭、崩漏、带下等妇科经带病症。③黄疸、胁痛、腹胀、呕逆等肝胃病症。④癃闭（神经性膀胱功能失调）、遗尿。⑤下肢痿痹、足跟肿痛
中封 Zhōngfēng（LR4）	在踝前内侧，足内踝前，胫骨前肌肌腱的内侧缘凹陷中	①疝气。②遗精。③小便不利。④腰痛、少腹痛、内踝肿痛等痛证

穴位	定位	主治
蠡沟 Lígōu（LR5）	在小腿前内侧，内踝尖上5寸，胫骨内侧面的中央	①月经不调、赤白带下、阴挺（子宫、阴道脱垂）、外阴瘙痒等妇科病症。②小便不利。③疝气、睾丸肿痛
中都 Zhōngdū（LR6）	在小腿前内侧，内踝尖上7寸，胫骨内侧面的中央	①疝气、小腹痛。②崩漏、恶露不尽。③泄泻
膝关 Xīguān（LR7）	在小腿内侧，胫骨内侧髁的下方，阴陵泉（SP9）后1寸	膝髌肿痛、下肢痿痹
曲泉 Qūquán（LR8）	在膝内侧，腘横纹内侧端，半腱肌肌腱内缘凹陷中	①月经不调、痛经、带下、阴挺（子宫、阴道脱垂）、外阴瘙痒、产后腹痛等妇科病。②遗精、阳痿、疝气。③小便不利。④膝髌肿痛、下肢痿痹
阴包 Yīnbāo（LR9）	在股内侧，髌底上4寸，股薄肌与缝匠肌之间	①月经不调。②小便不利、遗尿。③腰骶痛引少腹
足五里 Zúwǔlǐ（LR10）	在股内侧，气冲（ST30）直下3寸，动脉搏动处	①少腹痛。②小便不通。③阴挺（子宫、阴道脱垂）。④睾丸肿痛。⑤颈淋巴结结核（炎）
阴廉 Yīnlián（LR11）	在股内侧，气冲（ST30）直下2寸	①月经不调、带下。②少腹痛

穴位	定位	主治
急脉 Jímài（LR12）	在腹股沟，横平耻骨联合上缘，前正中线旁开2.5寸	①少腹痛、疝气。②阴挺（子宫、阴道脱垂）
章门 Zhāngmén（LR13）	在侧腹部，在第11肋游离端的下际	①腹痛、腹胀、肠鸣、腹泻、呕吐等胃肠病症。②胁痛、黄疸、肝脾痞块（肿大）等肝脾病症
期门 Qīmén（LR14）	在前胸部，第6肋间隙，前正中线旁开4寸	①胸胁胀痛、呕吐、吞酸、腹胀、腹泻等肝胃病症。②奔豚气（少腹气上冲胸、疼痛剧烈）。③乳房肿痛

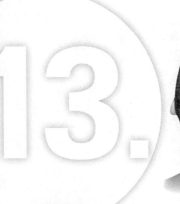

13.

督脉腧穴

(Points of Governor Vessel Meridian,GV)

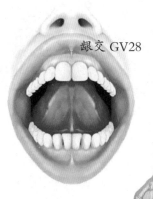

神庭 GV24
上星 GV23
囟会 GV22
前顶 GV21
百会 GV20
后顶 GV19

龈交 GV28

百会 GV20
后顶 GV19
强间 GV18
脑户 GV17
风府 GV16
哑门 GV15

大椎 GV14
陶道 GV13

身柱 GV12

神道 GV11
灵台 GV10
至阳 GV9

筋缩 GV8
中枢 GV7
脊中 GV6

悬枢 GV5
命门 GV4

腰阳关 GV3

腰俞 GV2
长强 GV1

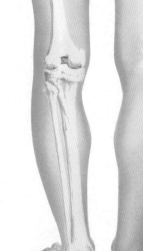

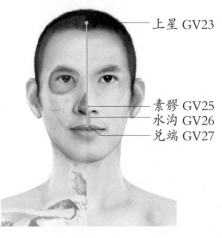

上星 GV23

素髎 GV25
水沟 GV26
兑端 GV27

穴位	定位	主治
长强 Chángqiáng（GV1）	在会阴部，尾骨下方，尾骨端与肛门连线的中点处	①腹泻、痢疾、便血、便秘、痔疮、脱肛等肠腑病症。②癫狂痫（癫痫、精神分裂症）。③腰脊和尾骶部疼痛
腰俞 YāoShū（GV2）	在骶部，正对骶管裂孔，后正中线上	①腹泻、痢疾、便血、便秘、痔疮、脱肛等肠腑病症。②月经不调、经闭等月经病。③腰脊强痛，下肢痿痹。④痫证（发作性神志异常）
腰阳关 Yāoyángguān （GV3）	在腰部，第4腰椎棘突下凹陷中，后正中线上	①腰骶疼痛，下肢痿痹。②月经不调、赤白带下等妇科病。③遗精、阳痿等男科病
命门 Mìngmén（GV4）	在腰部，第2腰椎棘突下凹陷中，后正中线上	①腰脊强痛，下肢痿痹。②月经不调、赤白带下、痛经、经闭、不孕等妇科病。③遗精、阳痿、精冷不育、小便频数等肾阳不足型男科病症。④小腹冷痛，腹泻
悬枢 Xuánshū（GV5）	在腰部，第1腰椎棘突下凹陷中，后正中线上	①腰脊强痛。②腹胀、腹痛、完谷不化、腹泻、痢疾等胃肠疾患
脊中 Jǐzhōng（GV6）	在背部，第11胸椎棘突下凹陷中，后正中线上	①癫痫。②黄疸。③腹泻、痢疾、痔疮、脱肛、便血等肠腑病症。④腰脊强痛。⑤小儿疳积（营养不良）
中枢 Zhōngshū（GV7）	在背部，第10胸椎棘突下凹陷中，后正中线上	①黄疸。②呕吐、腹满、胃痛、食欲不振等脾胃病症。③腰背疼痛

穴位	定位	主治
筋缩 Jīnsuō（GV8）	在背部，第9胸椎棘突下凹陷中，后正中线上	①癫狂病（癫痫、精神分裂症）。②抽搐、脊强、四肢不收、筋挛拘急等筋病。③胃痛。④黄疸
至阳 Zhìyáng（GV9）	在背部，第7胸椎棘突下凹陷中，后正中线上	①黄疸、胸胁胀满等肝胆病症。②咳嗽，气喘。③腰背疼痛，脊强
灵台 Língtái（GV10）	在背部，第6胸椎棘突下凹陷中，后正中线上	①咳嗽，气喘。②脊痛，项强。③疔疮
神道 Shéndào（GV11）	在背部，第5胸椎棘突下凹陷中，后正中线上	①心痛、心悸、怔忡等心脏疾病。②失眠、健忘、中风不语、痫证（发作性神志异常）等精神、神志病。③咳嗽，气喘。④腰脊强，肩周炎、背痛
身柱 Shēnzhù（GV12）	在背部，第3胸椎棘突下凹陷中，后正中线上	①身热、头痛、咳嗽、气喘等外感病症。②惊厥、癫狂病（癫痫、精神分裂症）等神志病。③腰脊强痛。④背部疔疮
陶道 Táodào（GV13）	在背部，第1胸椎棘突下凹陷中，后正中线上	①热病、寒战发热（疟疾）、恶寒发热、咳嗽、气喘等外感病症。②骨蒸潮热。③癫狂（精神分裂症）。④脊强

穴位	定位	主治
大椎 Dàzhuī（GV14）	在颈后部，第 7 颈椎棘突下凹陷中，后正中线上	①热病、寒战发热（疟疾）、恶寒发热、咳嗽、气喘等外感病症。②骨蒸潮热。③癫狂痫（癫痫、精神分裂症）、小儿惊风等神志病症。④项强，脊痛。⑤风疹，痤疮
哑门 Yǎmén（GV15）	在颈后部，第 2 颈椎棘突上际凹陷中，后正中线上	①暴喑（急性喉炎），舌缓不语。②癫狂痫（癫痫、精神分裂症）、癔病等神志病症。③头痛，颈项强痛
风府 Fēngfǔ（GV16）	在颈后部，枕外隆凸直下，两侧斜方肌之间凹陷中	①中风、癫狂痫（癫痫、精神分裂症）、癔病等内风为患的神志病症。②头痛、眩晕、颈项强痛、咽喉肿痛、失音、目痛、鼻出血等内、外风为患者
脑户 Nǎohù（GV17）	在头部，枕外隆凸的上缘凹陷中	①头晕，项强。②失音。③癫痫
强间 Qiángjiān（GV18）	在头部，后发际正中直上 4 寸	①头痛，目眩，项强。②癫狂（精神分裂症）
后顶 Hòudǐng（GV19）	在头部，后发际正中直上5.5 寸	①头痛，眩晕。②癫狂痫（癫痫、精神分裂症）

穴位	定位	主治
百会 Bǎihuì（GV20）	在头部，前发际正中直上5寸	①痴呆、中风、失语、失眠、健忘、癫狂痫（癫痫、精神分裂症）、瘈病等神志病症。②头风、头痛、眩晕、耳鸣等头面病症。③脱肛、阴挺（子宫、阴道脱垂）、胃下垂等气失固摄而致的病症
前顶 Qiándǐng（GV21）	在头部，前发际正中直上3.5寸	①头痛，眩晕。②鼻窦炎。③癫狂痫（癫痫、精神分裂症）
囟会 Xìnhuì（GV22）	在头部，前发际正中直上2寸	①头痛，眩晕。②鼻窦炎。③癫狂痫（癫痫、精神分裂症）
上星 Shàngxīng（GV23）	在头部，前发际正中直上1寸	①头痛、目痛、鼻窦炎、鼻出血等头面部病症。②热病，寒战发热（疟疾）。③癫狂（精神分裂症）
神庭 Shéntíng（GV24）	在头部，前发际正中直上0.5寸	①癫狂痫（癫痫、精神分裂症）、失眠、惊悸。②头痛、目眩、目赤、目翳（白内障）、鼻窦炎、鼻出血等头面五官病症。③失眠、惊悸等神志病症
素髎 Sùliáo（GV25）	在面部，鼻尖的正中央	①昏迷、惊厥、新生儿窒息、休克、呼吸衰竭等急危重症。②鼻窦炎，鼻出血等鼻病

穴位	定位	主治
水沟 Shuǐgōu（GV26）	在面部，人中沟的上 1/3 与中 1/3 交点处	①昏迷、晕厥、中风、中暑、休克、呼吸衰竭等急危重症，为急救要穴之一。②癔病、癫狂痫（癫痫、精神分裂症）、急慢惊风等神志病症。③鼻塞、鼻出血、面肿、口歪、齿痛、牙关紧闭等面鼻口部病症。④闪挫腰痛
兑端 Duìduān（GV27）	在面部，上唇结节的中点	①昏迷、晕厥、癫狂（精神分裂症）、癔病等神志病症。②口歪、口噤、口臭、齿痛等口部病症
龈交 Yínjiāo（GV28）	在上唇内，上唇系带与上齿龈的交点	①口歪、口噤、口臭、牙龈炎、齿痛、鼻出血、面赤颊肿等面口部病症。②癫狂（精神分裂症）

14.

任脉腧穴

(Points of Conception Vessel Meridian, CV)

承浆 CV24
廉泉 CV23

天突 CV22
璇玑 CV21
华盖 CV20
紫宫 CV19
玉堂 CV18
膻中 CV17

中庭 CV16
鸠尾 CV15
巨阙 CV14
上脘 CV13

中脘 CV12
下脘 CV10
神阙 CV8
气海 CV6

建里 CV11
水分 CV9
阴交 CV7
石门 CV5
关元 CV4
中极 CV3
曲骨 CV2

会阴 CV1

穴位	定位	主治
会阴 Huìyīn（CV1）	在会阴区，男性在阴囊根部与肛门连线的中点，女性在大阴唇后联合与肛门连线的中点	①溺水窒息、昏迷、癫狂痫（癫痫、精神分裂症）等急危症、神志病症。②小便不利、遗尿、阴部疼痛、外阴瘙痒、脱肛、阴挺（子宫、阴道脱垂）、痔疮等前后二阴疾患。③遗精。④月经不调
曲骨 Qūgǔ（CV2）	在下腹部，耻骨联合上缘，前正中线上	①小便不利、遗尿。②遗精、阳痿、阴囊湿痒等男科病症。③月经不调、痛经、赤白带下等妇科经带病症
中极 Zhōngjí（CV3）	在下腹部，脐中下4寸，前正中线上	①遗尿、小便不利、癃闭（神经性膀胱功能失调）等泌尿系统病症。②遗精、阳痿、不育等男科病症。③月经不调、崩漏、阴挺（子宫、阴道脱垂）、外阴瘙痒、不孕、产后恶露不尽、带下等妇科病症
关元 Guānyuán（CV4）	在下腹部，脐中下3寸，前正中线上	①中风脱证、虚劳冷惫、羸瘦无力等元气虚损病症。②少腹疼痛、疝气。③腹泻、痢疾、脱肛、便血等胃肠病症。④尿血、尿闭、尿频等泌尿系统病症。⑤遗精、阳痿、早泄等男科病。⑥月经不调、痛经、经闭、崩漏、带下、阴挺（子宫、阴道脱垂）、恶露不尽、胞衣不下等妇科病症
石门 Shímén（CV5）	在下腹部，脐中下2寸，前正中线上	①腹胀、腹泻、痢疾、绕脐疼痛等胃肠病症。②奔豚气（少腹气上冲胸、疼痛剧烈）、疝气。③水肿、小便不利。④遗精、阳痿。⑤经闭、带下、崩漏、产后恶露不尽等妇科病症

穴位	定位	主治
气海 Qìhǎi（CV6）	在下腹部，脐中下1.5寸，前正中线上	①虚脱、形体羸瘦、乏力等气虚病症。②水谷不化、绕脐疼痛、腹泻、痢疾、便秘等胃肠病症。③小便不利、遗尿。④遗精、阳痿、疝气。⑤月经不调、痛经、经闭、崩漏、带下、阴挺（子宫、阴道脱垂）、产后恶露不止、胞衣不下等妇科病症
阴交 Yīnjiāo（CV7）	在下腹部，脐中下1寸，前正中线上	①腹痛、疝气。②水肿、小便不利。③月经不调、崩漏、带下等妇科病症
神阙 Shénquè（CV8）	在上腹部，脐中央	①虚脱、中风脱证等急症。②腹痛、腹胀、腹泻、痢疾、便秘、脱肛等肠腑病症。③水肿、小便不利
水分 Shuǐfēn（CV9）	在上腹部，脐中上1寸，前正中线上	①水肿、小便不利等水液输布失常病症。②腹痛、腹泻、反胃吐食等胃肠病症
下脘 Xiàwǎn（CV10）	在上腹部，脐中上2寸，前正中线上	腹痛、腹胀、腹泻、呕吐、食谷不化、小儿疳积（营养不良）等脾胃病症
建里 Jiànlǐ（CV11）	在上腹部，脐中上3寸，前正中线上	①胃痛、呕吐、食欲不振、腹胀、腹痛等脾胃病症。②水肿
中脘 Zhōngwǎn（CV12）	在上腹部，脐中上4寸，前正中线上	①胃痛、腹胀、纳呆、呕吐、吞酸、呃逆、小儿疳积（营养不良）等脾胃病症。②黄疸。③癫狂（精神分裂症）、脏燥（更年期综合征）
上脘 Shàngwǎn（CV13）	在上腹部，脐中上5寸，前正中线上	①胃痛、呕吐、呃逆、腹胀等胃腑病症。②癫痫（神志异常）
巨阙 Jùquè（CV14）	在上腹部，脐中上6寸，前正中线上	①癫狂痫（癫痫、精神分裂症）。②胸痛、心悸。③呕吐、吞酸

穴位	定位	主治
鸠尾 Jiūwěi（CV15）	在上腹部，剑突尖下1寸，前正中线上	①癫狂痫（癫痫、精神分裂症）。②胸痛。③腹胀、呃逆
中庭 Zhōngtíng（CV16）	在前胸部，剑突尖所在处，前正中线上	胸胁胀痛、心痛、呕吐、小儿吐乳
膻中 Dànzhōng（CV17）	在前胸部，横平第4肋间隙，前正中线上	①咳嗽、气喘、胸闷、心痛、呃逆等胸中气机不畅的病症。②产后乳少、乳房肿痛、乳癖（乳房肿物）等乳房疾患
玉堂 Yùtáng（CV18）	在前胸部，横平第3肋间隙，前正中线上	咳嗽、气喘、胸闷、胸痛、乳房胀痛、呕吐等气机不畅为患者
紫宫 Zǐgōng（CV19）	在前胸部，横平第2肋间隙，前正中线上	咳嗽、气喘、胸痛
华盖 Huágài（CV20）	在前胸部，横平第1肋间隙，前正中线上	咳嗽、气喘、胸痛
璇玑 Xuánjī（CV21）	在前胸部，胸骨上窝下1寸，前正中线上	①咳嗽、气喘、胸痛。②咽喉肿痛。③积食
天突 Tiāntū（CV22）	在颈前区，胸骨上窝中央，前正中线上	①咳嗽、哮喘、胸痛、咽喉肿痛、暴喑（急性喉炎）等肺系病症。②瘿气（甲状腺肿大）、梅核气（慢性咽炎）、呃逆等气机不畅病症
廉泉 Liánquán（CV23）	在颈前部，甲状软骨上缘（约相当于喉结处）上方，舌骨上缘凹陷中，前正中线上	中风失语、暴喑（急性喉炎）、吞咽困难、舌缓流涎、舌下肿痛、口舌生疮、喉痹（扁桃体炎）等咽喉口舌病症
承浆 Chéngjiāng（CV24）	在面部，颏唇沟的正中凹陷处	①口歪、齿龈肿痛、流涎等口部病症。②暴喑（急性喉炎）、癫狂（精神分裂症）

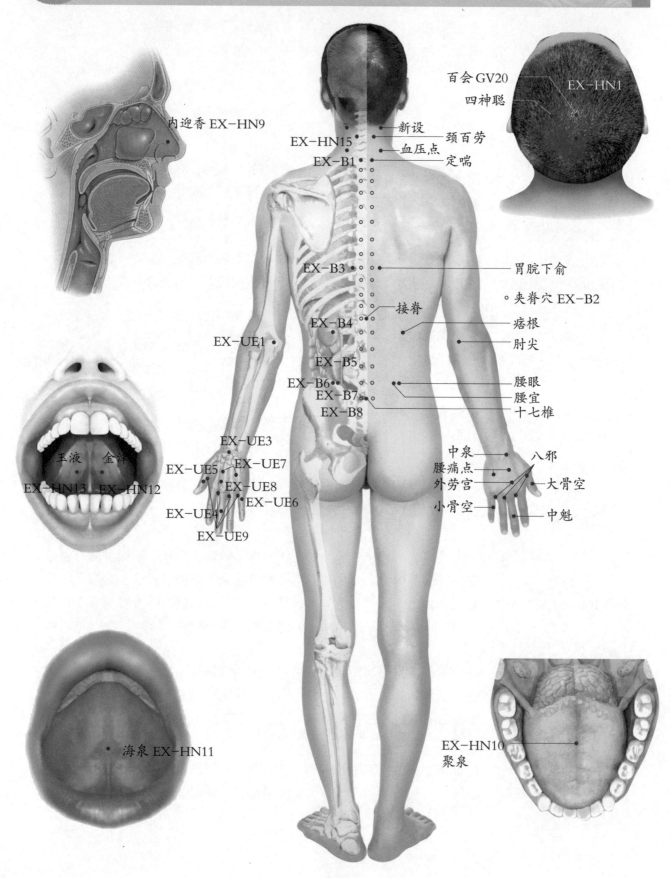

内迎香 EX-HN9

百会 GV20
四神聪
EX-HN1

新设
颈百劳
血压点
定喘

EX-HN15
EX-B1

EX-B3
胃脘下俞

夹脊穴 EX-B2

接脊
痞根
肘尖

EX-B4

EX-UE1

EX-B5

腰眼
腰宜
十七椎

EX-B6
EX-B7
EX-B8

玉液　金津
EX-HN13　EX-HN12

EX-UE3

EX-UE5　EX-UE7

EX-UE8
EX-UE6

EX-UE4

EX-UE9

中泉
腰痛点
外劳宫
小骨空

八邪
大骨空
中魁

海泉 EX-HN11

EX-HN10
聚泉

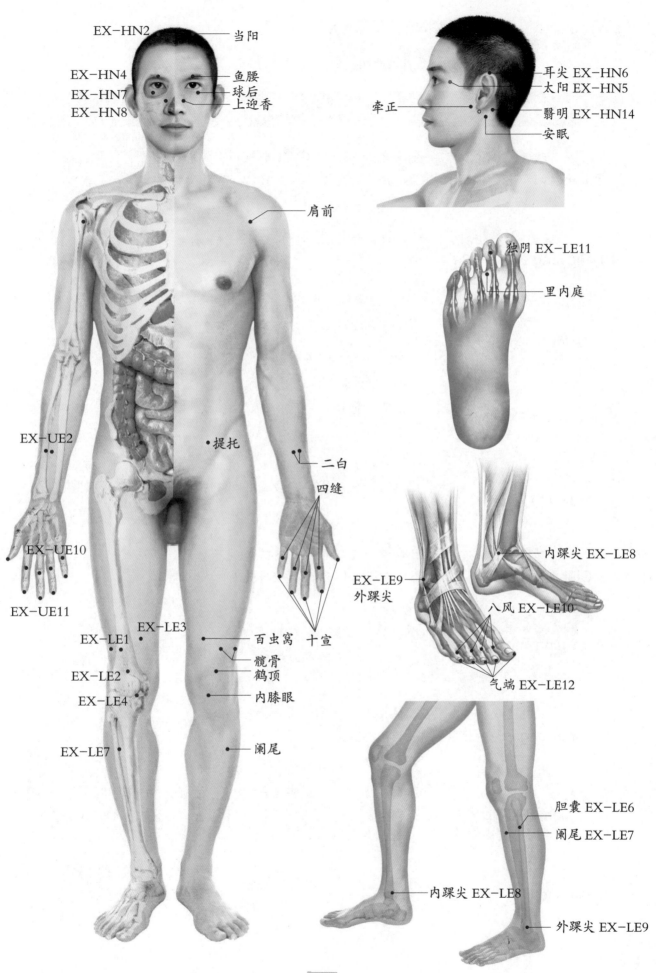

EX-HN2　　　　　　当阳

EX-HN4　　　　　　鱼腰
EX-HN7　　　　　　球后
EX-HN8　　　　　　上迎香

耳尖 EX-HN6
太阳 EX-HN5

牵正　　　　　　　翳明 EX-HN14
安眠

肩前

独阴 EX-LE11

里内庭

EX-UE2　　　　提托

二白

四缝

EX-UE10

EX-UE11

EX-LE9
外踝尖

内踝尖 EX-LE8

八风 EX-LE10

气端 EX-LE12

EX-LE1　　EX-LE3

EX-LE2

EX-LE4

EX-LE7

百虫窝

髋骨
鹤顶

内膝眼

阑尾

十宣

胆囊 EX-LE6
阑尾 EX-LE7

内踝尖 EX-LE8

外踝尖 EX-LE9

穴位	定位	主治
四神聪 SìShéncōng（EX-HN1）	在头部，百会（GV20）前后左右各旁开1寸，共4穴	①头痛、眩晕、失眠、健忘、癫痫等神志疾病。②目疾
当阳 Dāngyáng（EX-HN2）	在头部，瞳孔直上，前发际上1寸	①偏正头痛、眩晕。②目赤肿痛
鱼腰 Yúyāo（EX-HN4）	在头部，瞳孔直上，眉毛中	眉棱骨痛、眼睑瞤动、眼睑下垂、目赤肿痛、口眼歪斜、目翳（白内障）
太阳 Tàiyáng（EX-HN5）	在头部，眉梢与目外眦之间，向后约一横指（中指）的凹陷中	①头痛。②目疾。③面瘫
耳尖 Ěrjiān（EX-HN6）	在耳区，在外耳轮的最高点	①目疾。②头痛。③咽喉肿痛
球后 Qiúhòu（EX-HN7）	在面部，眼球与眶下缘之间眶下缘外1/4与内3/4交界处	目疾
上迎香 Shàngyíngxiāng （EX-HN8）	在面部，鼻翼软骨与鼻甲的交界处，近鼻唇沟上端处	鼻窦炎、鼻部疮疖
内迎香 Nèiyíngxiāng（EX-HN9）	在鼻孔内，鼻翼软骨与鼻甲交界的黏膜处	①鼻疾。②目赤肿痛
聚泉 Jùquán（EX-HN10）	在口腔内，舌背正中缝的中点处	①舌强、舌缓、食不知味。②消渴（糖尿病）。③气喘
海泉 Hǎiquán（EX-HN11）	在口腔内，舌下系带中点处	①舌肿、舌缓。②消渴（糖尿病）

穴位	定位	主治
金津 Jīnjīn（EX-HN12）	在口腔内，舌下系带左侧的静脉上	①口疮、舌强、舌肿。②呕吐。③消渴（糖尿病）
玉液 Yùyè（EX-HN13）	在口腔内，舌下系带右侧的静脉上	①口疮、舌强、舌肿。②呕吐。③消渴（糖尿病）
翳明 Yìmíng（EX-HN14）	在颈部，翳风（TE17）后1寸	①头痛、眩晕、目疾、耳鸣。②失眠
安眠 Ānmián	在项部，当翳风（TE17）和风池（GB20）连线的中点	失眠
牵正 Qiānzhèng	在面颊部，耳垂前方0.5~1寸，与耳垂中点相平处	①中眼歪斜。②口疮
新设 Xīnshè	在项部，当第4颈椎横突端，斜方肌外缘	①头痛、颈项疼痛。②咳嗽、气喘
颈百劳 Jìngbǎiláo（EX-HN15）	在颈部，第7颈椎棘突直上2寸，后正中线旁开1寸	①颈项强痛。②咳嗽、气喘。③骨蒸潮热、盗汗
血压点 Xuèyādiǎn	在项部，第6、7颈椎棘突间旁开6寸	高血压

2. 胸腹部穴

穴位	定位	主治
提托 Títuō	在腹部，脐中下3寸，前正中线旁开4寸	①腹胀、腹痛。②疝痛

3. 背部穴

穴位	定位	主治
定喘 Dìngchuǎn（EX-B1）	在脊柱区，横平第7颈椎棘突下，后正中线旁开0.5寸	①哮喘、咳嗽。②肩周炎、背痛、落枕
夹脊 Jiájǐ（EX-B2）	在脊柱区，第1胸椎至第5腰椎棘突下两侧，后正中线旁开0.5寸，一侧17穴	①上胸部的穴位治疗心肺、上肢疾病。②下胸部的穴位治疗胃肠疾病。③腰部的穴位治疗腰腹及下肢疾病
胃脘下俞 Wèiwǎnxiàshū （EX-B3）	在脊柱区，横平第8胸椎棘突下，后正中线旁开1.5寸	①胃痛、腹痛、胸胁痛（肋间神经痛）。②消渴（糖尿病）
接脊 Jiējǐ	在背部，第12胸椎棘突下凹陷中	①腰痛、脊背神经痛。②慢性肠炎
痞根 Pǐgēn（EX-B4）	在腰区，横平第1腰椎棘突下，后正中线旁开3.5寸	①腰痛。②痞块
腰宜 Yāoyí（EX-B6）	在腰区，横平第4腰椎棘突下，后正中线旁开3寸	①腰痛。②尿频、月经不调、带下
腰眼 Yāoyǎn（EX-B7）	在腰区，横平第4腰椎棘突下，后正中线旁开约3.5寸凹陷中	腰痛、月经不调、带下
十七椎 Shíqīzhuī（EX-B8）	在腰区，第5腰椎棘突下凹陷中	①腰腿痛、下肢瘫痪。②崩漏、月经不调

4. 肩胛部穴

穴位	定位	主治
肩前 Jiānqián	在肩部，当腋前皱襞尽端直上 1.5 寸处	肩周炎、肩臂内侧痛

5. 上肢穴

穴位	定位	主治
肘尖 Zhǒujiān（EX–UE1）	在肘后区，尺骨鹰嘴的尖端	颈淋巴结结核（炎）、痈疽（蜂窝组织炎）、肠痈（阑尾炎）
二白 Èrbái（EX–UE2）	在前臂前区，腕掌侧远端横纹上 4 寸，桡侧腕屈肌腱的两侧，一肢各 2 穴	①痔疮、脱肛。②前臂痛、胸胁痛（肋间神经痛）
中泉 Zhōngquán（EX–UE3）	在前臂后区，腕背侧远端横纹上，指总伸肌腱桡侧的凹陷中	胸闷、胃痛、呕吐
中魁 Zhōngkuí（EX–UE4）	在手指，中指背面，近侧指间关节的中点处	噎膈（反胃）、呕吐、食欲不振、呃逆
大骨空 Dàgǔkōng（EX–UE5）	在手指，拇指背面，掌指关节的中点处	①目痛、目翳。②吐泻。③出血
小骨空 Xiǎogǔkōng（EX–UE6）	在手指，小指背面，近侧指间关节的中点处	①目赤肿痛、目翳。②咽喉肿痛

穴位	定位	主治
腰痛点 Yāotòngdiǎn （EX-UE7）	在手背，第2、3掌骨间及第4、5掌骨间，腕背侧远端横纹与掌指关节的中点处，一手2穴	急性腰扭伤
外劳宫 Wàiláogōng（EX-UE8）	在手背，第2、3掌骨间，掌指关节后0.5寸（指寸）凹陷中	①颈椎病、落枕、偏头痛。②腹痛、腹泻、消化不良
八邪 Bāxié（EX-UE9）	在手背，第1~5指间，指蹼缘后方赤白肉际处，左右共8穴	①手背肿痛、手指麻木。②烦热、目痛。③毒蛇咬伤
四缝 Sìfèng（EX-UE10）	在手指，第2~5指掌面的近侧指间关节横纹的中央，一手4穴	①小儿疳积（营养不良）。②百日咳
十宣 Shíxuān（EX-UE11）	在手指，十指尖端，距指甲游离缘0.1寸（指寸），左右共10穴	①昏迷。②癫痫。③高热、咽喉肿痛

6. 下肢穴

穴位	定位	主治
髋骨 Kuāngǔ（EX-LE1）	在股前区，梁丘（ST34）两旁各1.5寸，一肢2穴	鹤膝风、下肢痿痹
鹤顶 Hèdǐng（EX-LE2）	在膝前区，髌底中点的上方凹陷中	膝痛、足胫无力、瘫痪
百虫窝 Bǎichóngwō （EX-LE3）	在股前区，髌底内侧端上3寸	风湿痒疹、下部生疮（阴部皮肤病）

穴位	定位	主治
内膝眼 Nèixīyǎn(EX–LE4)	在膝部，髌韧带内侧凹陷处的中央	膝痛、腿痛
胆囊 Dǎnnáng（EX–LE6）	在小腿外侧，腓骨小头直下2寸	①急慢性胆囊炎、胆石症、胆道蛔虫症。②下肢痿痹
阑尾 Lánwěi（EX–LE7）	在小腿外侧，髌韧带外侧凹陷下5寸，胫骨前嵴外一横指（中指）	①急慢性阑尾炎、消化不良。②下肢痿痹
内踝尖 Nèihuáijiān（EX–LE8）	在踝区，内踝的最凸起处	①牙痛。②腓肠肌痉挛
外踝尖 Wàihuáijiān（EX–LE9）	在踝区，外踝的最凸起处	①牙痛。②腓肠肌痉挛
八风 Bāfēng（EX–LE10）	在足背，第1~5趾间，趾蹼缘后方赤白肉际处，左右共8穴	①足跟肿痛、趾痛。②毒蛇咬伤
里内庭 Lǐnèitíng	在足底，第2、3跖趾关节前方凹陷中	①牙痛、齿龈炎、扁桃体炎。②胃痛、消化不良
独阴 Dúyīn（EX–LE11）	在足底，第2趾的跖侧远端趾间关节的横纹中点	①月经不调。②心绞痛、胃痛。③呕吐
气端 Qìduān（EX–LE12）	在足趾，十趾端的中央，距趾甲游离缘0.1寸（指寸），左右共10穴	①足趾麻木、足背红肿疼痛。②中风